Roger Baker · Wenn plötzlich die Angst kommt

Was sind Panikattacken? Wie kommt es dazu? Was empfindet man dabei? Kann man sie in den Griff bekommen? Kann man sie sogar ganz loswerden? Solche Fragen stellen sich nicht etwa in erster Linie Ärzte, Psychologen und Therapeuten, sondern Menschen jeden Alters und aus jeder Gesellschaftsschicht, Männer wie Frauen.

»Jeder zehnte Bundesbürger leidet nach Expertenschätzungen unter Angst- und Panikattacken«, meldete die Deutsche Presseagentur (dpa) im November 1997. In jeder vollbesetzten U-Bahn befindet sich ein Panik-Patient – wenn er sich überhaupt noch traut, U-Bahn zu fahren. Und darum geht es: um die praktische Bewältigung der Angst, um das Zurückfinden zu einem Leben jenseits der engen Grenzen, die von Panikattacken gezogen worden sind.

Der Autor, der nach Jahren der wissenschaftlichen Beschäftigung mit dem Thema selbst Betroffener wurde, zeigt eine klare Perspektive auf: Es ist möglich, Panikattacken zu überwinden, aber es ist illusorisch, für immer von allen Angstzuständen frei sein zu wollen. Was jeder Patient verlieren kann, ist die Angst vor der Angst. Und zu diesem Ziel hin gibt es praktische und für jeden realisierbare Schritte, die in diesem Buch von einem erfahrenen Christen beschrieben werden.

Roger Baker arbeitet als Forscher und klinischer Psychologe an den Universitäten von Leeds, Aberdeen und Bournemouth. Er ist auf die Entwicklung neuer emotionsbasierter Therapien spezialisiert. Sein Bestseller „Wenn plötzlich die Angst kommt" hat sich in Deutschland bereits über 40 000-mal verkauft.

Roger Baker

Wenn plötzlich
die Angst kommt

Panikattacken verstehen und überwinden

Aus dem Englischen von
Martina Merckel-Braun

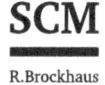

SCM

R.Brockhaus

SCM

Stiftung Christliche Medien

Der SCM Verlag ist eine Gesellschaft der Stiftung Christliche Medien, einer gemeinnützigen Stiftung, die sich für die Förderung und Verbreitung christlicher Bücher, Zeitschriften, Filme und Musik einsetzt.

1. gebundene Auflage 2016
20. Gesamtauflage

© der deutschen Ausgabe 2016
SCM-Verlag GmbH & Co. KG · 58452 Witten
Internet: www.scmedien.de; E-Mail: info@scm-verlag.de

Originally published in English under the title:
Understanding Panic Attacks and Overcoming Fear
Copyright © 2005 by 1995, 2003, 2011 Roger Baker
Published by arrangement with Lion Hudson plc,
Oxford, England
All rights reserved. This licensed Work published under license.

Umschlaggestaltung: Dietmar Reichert, Dormagen
Titelbild: Dietmar Reichert, Dormagen
Satz: Christoph Möller, Hattingen
Druck und Bindung: CPI books GmbH, Leck
Gedruckt in Deutschland
ISBN 978-3-417-26673-3
Bestell-Nr. 226.673

INHALT

5

Teil V: Der normale Panikpatient 189

VORWORT

Im Jahr 1977 nahm ich meine Tätigkeit am *Clinical Psychology Department* der Universitätsklinik Aberdeen (Schottland) auf; das war auch der Zeitpunkt, zu dem ich mich mit Panikattacken zu beschäftigen begann. Malcolm McFadyen, ein Psychologe mit langjähriger Berufserfahrung, der noch schottischer ist, als sein Name vermuten lässt, nahm mich mit offenen Armen auf – und bombardierte mich praktisch vom ersten Tage an mit seinen Beobachtungen und Theorien über Panik. Er übte mit seinem Ansatz der *kognitiven Invalidation* einen starken Einfluss auf mich und all die anderen Psychologen aus, die am Institut arbeiteten.

Die meisten Psychologen scheinen irgendein Steckenpferd zu haben, dem sie sich mit besonderem Interesse widmen, aber überraschenderweise schien damals noch kaum einer von Panikattacken gehört zu haben. Selbst als Malcolm 1984 an der Universität Liverpool im Rahmen eines Seminars für klinische Psychologie sprach, musste er erklären, was Panikattacken überhaupt sind, und mehrere ältere Psychologen bezweifelten ernsthaft, dass es sie wirklich gab.

Dieses Buch baut in wesentlichen Teilen auf Malcolms Erkenntnissen auf.

Nachdem ich mehrere Jahre lang mit Patienten gearbeitet hatte, die unter Panikanfällen litten, wurde ich allmählich unzufrieden mit mir selbst. Ich wollte Wesen und Auswirkungen der Panikattacken von Grund auf verstehen lernen und falsche Vorstellungen, die ich mir möglicherweise im Laufe der Zeit gemacht hatte, über Bord werfen. Ich beschloss, alles zu vergessen, was ich bisher über Panikstörungen gelernt hatte, und noch einmal ganz von vorn anzufangen. Im Grunde geht das natürlich nicht – man kann sich nicht völlig von gewohnten Denkmustern lösen –, aber ich wollte wenigstens so offen sein wie möglich.

Womit sollte ich anfangen? Ich wollte versuchen, möglichst unvoreingenommen zu sein, und entschloss mich, mit den Betroffenen zu beginnen – mit ihren Erfahrungen und ihren Ansichten. Ich sammelte so viele Lebensgeschichten von Patienten, die unter Panikstörungen und Platzangst litten, wie ich bekommen konnte, und vertiefte mich in sie. Ich führte zahllose Gespräche mit Betroffenen; ich machte Tonbandaufzeichnungen von diesen Gesprächen und schrieb sie dann nieder. (Die meisten Zitate in diesem Buch stammen aus solchen Aufnahmen.) Ich sammelte Fallgeschichten. Während der Therapiestunden bemühte ich mich, ganz genau hinzuhören, damit mir nichts entging, was irgendwie von Bedeutung war. Ich ließ eine ungeheure Zahl von Patienten mit Panikstörungen, Nicht-Betroffene und Patienten, die unter anderen seelischen Erkrankungen litten, psychologische Fragebögen ausfüllen und wertete die Ergebnisse statistisch aus.

Während dieses ganzen langen Prozesses hatte ich nur ein Ziel: zu begreifen, was Panikstörungen wirklich sind. Ich habe über fünf Jahre gebraucht, um das vorliegende Buch zu schreiben. Ich hoffe, dass es den Patienten, für die ich es geschrieben habe, dabei hilft, ihre beunruhigenden und verwirrenden Erfahrungen zu verstehen und mit ihnen umzugehen.

Roger Baker

1. Panik – eine Erfahrung, die das ganze Leben verändert

Für einen einzigen Tag, an dem ich völlig gesund gewesen wäre, hätte ich mit Freuden meine Seele dem Teufel verkauft. Ich hätte alles gegeben, was ich besaß, wenn mir jemand dafür vierundzwanzig Stunden Gesundheit versprochen hätte.

Ich leide seit beinahe neunundzwanzig Jahren unter diesen Anfällen – seit ich bei der Marine gedient habe. Ich brauche Ihnen wohl nicht zu erklären, dass das Leben für mich die Hölle auf Erden ist.

Wenn ich einen Mann an Krücken an meinem Haus vorbeihumpeln sehe, einen, der sein Leben lang ein Krüppel sein wird, dann beneide ich ihn, weil ich das Gefühl habe, dass ich viel schlimmer dran bin als er.

Wovon sprechen diese Menschen? Warum sind sie so verzweifelt? Was kann denn so schlimm sein, dass sie einen Mann, der an Krücken geht, um seine Gesundheit beneiden?

Die Antwort lautet: Sie leiden unter Angstanfällen.

Wir wissen alle, was Angst ist. Wir haben Angst, wenn wir eine Prüfung ablegen oder eine wichtige Rede halten müssen, wenn wir beim Sport in die Endausscheidung kommen oder wenn wir zum Zahnarzt müssen. Aber wenn die Angst übermächtig wird und anscheinend ohne wirklichen Grund über einen Menschen hereinbricht, dann ist das etwas ganz anderes.

Das tägliche Leben, die Arbeit und die zwischenmenschlichen Beziehungen werden durch diese unangenehmen Gefühle, die kaum unter Kontrolle zu bringen sind, immer mehr beeinträchtigt.

Die Hölle auf Erden

Wenn die Betroffenen nicht mehr wissen, wie sie sich drehen und wenden sollen, um diese quälenden Gefühle abzuschütteln, dann kann das wirklich die Hölle auf Erden sein. Menschen, die unter Angstzuständen leiden, sagen oft, dass es unmöglich sei, Außenstehenden zu erklären, was sie durchmachen. »Es ist, als wollte man mit Blinden über Farben reden.« Das Frustrierende daran ist, dass sie einmal ein ganz normales Leben geführt haben. Und dann bekamen sie eines Tages einen Panikanfall. Er brach über sie herein wie ein Blitz aus heiterem Himmel, und seitdem ist nichts mehr, wie es war. Seitdem ist ihr Alltag bestimmt von der »Angst vor der Angst«, und sie bezweifeln, jemals wieder ein normales Leben führen zu können.

Frau A. stand eines Tages an der Kasse eines Supermarkts und wollte gerade bezahlen. Da begann ihr Herz plötzlich zu rasen und ihr Mund wurde ganz trocken. Ihre Hände zitterten so sehr, dass sie ihr Geld nicht aus dem Portemonnaie holen konnte. Hals über Kopf flüchtete sie nach Hause. Seitdem brach die Angst jedes Mal über sie herein, wenn sie allein aus dem Haus ging. Sie musste immer von einem Mitglied ihrer Familie begleitet werden. Auch heute noch, Jahre nach dem ersten Anfall, hat sie Angst, allein aus dem Haus zu gehen, und sie achtet auch immer darauf, dass sie nie allein zu Hause gelassen wird.

Frau M. arbeitete als Reiseleiterin. Sie liebte ihren Beruf, aber nachdem sie in Italien in einem überfüllten Zug einen Panikanfall erlitten hatte, hörte sie ganz auf zu arbeiten. Sie war lange Zeit arbeitslos und konnte danach nur eine verhältnismäßig anspruchslose Tätigkeit aufnehmen, bei der sie nicht zu reisen brauchte.

Frau C. wünschte sich sehnlichst Kinder, aber da sie unter Panikattacken litt, schob sie die Erfüllung dieses Wunsches so lange hinaus, bis es zu spät war. »*Ich dachte, ich schaffe es doch nie, für ein Baby zu sorgen – dann ist man doch so ans Haus gebunden.*«

Kaum zwei Menschen erleben einen Panikanfall auf genau dieselbe Weise. Manche leiden unter unerträglichem Herzrasen, andere fühlen sich schwindlig oder betäubt, und wieder andere bekommen Atemnot oder haben das Gefühl zu ersticken. Aber eins ist ihnen allen gemeinsam: Ihr Leben wird durch die Panikstörungen enorm beeinträchtigt. An einem schicksalhaften Tag hatten sie einen Panikanfall. Er veränderte ihr Leben und lenkte es in eine Richtung, die sie sich nicht ausgesucht und die sie nicht gewollt hatten. Er lenkte ihren Blick nach innen statt nach außen. Er belastete ihre Beziehungen. Er wurde zu einer Quelle täglicher Angst und Sorge.

Was ist eine Panikattacke?

Schon seit Jahrhunderten sind uns Panikattacken aus der Literatur bekannt.

Im sechzehnten Jahrhundert wurden sie in Frankreich *terreur panique* genannt. Ein englischer Schriftsteller beschrieb sie im Jahre 1603 als »plötzliche und ohne bestimmten Grund auftretende törichte Ängste, die als *panique terrores* bezeichnet werden«. Sigmund Freud gehörte zu den Ersten, die Panikattacken detailliert beschrieben (1884); er benutzte damals den Ausdruck *Angstanfälle*. In der medizinischen und psychologischen Praxis wurden Panikattacken jedoch weitgehend ignoriert und fanden erst etwa hundert Jahre später Beachtung. Im Jahre 1980 nahm die *American Psychiatric Association* den Begriff Panikattacken in ihr *Diagnostic and Statistical Manual of Mental Disorders* auf (eine Art Bibel für Psychotherapeuten), das von Fachleuten bei der Diagnose emotionaler Störungen zu

11

Rate gezogen wird. Die in diesem Nachschlagewerk gegebene Definition gilt heute als allgemein akzeptiert. Die aktualisierte Ausgabe von 19871 nennt die folgenden dreizehn Symptome, die während einer Panikattacke am häufigsten auftreten:

- Kurzatmigkeit oder Atemnot
- Benommenheit, Instabilität oder Schwächezustände
- Herzklopfen oder Beschleunigung des Herzschlags
- starkes Zittern
- Schweißausbrüche
- Erstickungsgefühle
- Übelkeit oder »nervöser Magen«
- Realitätsverlust, »Entpersonalisierung«
- Empfindungslosigkeit oder Prickeln der Gliedmaßen
- Hitzewallungen
- Schmerzen oder Engegefühl in der Brust
- Todesangst
- Angst, verrückt zu werden oder etwas Unkontrolliertes
  zu tun

Treten vier dieser Symptome (egal welche) gleichzeitig, plötzlich und unerwartet auf und sind sie während eines Zeitraums von etwa zehn Minuten deutlich und heftig spürbar, dann handelt es sich um eine Panikattacke. (Das ist allerdings nur dann der Fall, wenn diese Symptome nicht durch eine offensichtlich lebensbedrohliche Situation ausgelöst werden.)

Bei vielen Patienten treten mehr als vier Symptome auf; die Empfindungen, die einen Panikanfall begleiten, können sich auch von Mal zu Mal etwas unterscheiden. Etwas, worunter ein Patient sehr leidet, macht einem anderen vielleicht kaum etwas aus. Wenn nur ein oder zwei dieser Symptome vorliegen, spricht man von einer »leichteren Panikattacke«. Ich sage »nur eines oder zwei«, aber das ist im Grunde irreführend, denn wenn ein Mensch häufig und unerwartet mit einem oder zweien dieser Symptome konfrontiert wird, dann kann das für ihn sehr besorgniserregend und unangenehm sein und seine Lebensqualität deutlich mindern.

Kann ich ein normaler Mensch sein, wenn ich Panikattacken habe?

Auch wenn das *Diagnostic and Statistical Manual* insofern sehr nützlich war, als es einem breiteren Fachpublikum die Tatsache, dass es Panikattacken gibt, überhaupt erst bewusst gemacht hat, war es in anderer Hinsicht wenig hilfreich. Das Nachschlagewerk prägte nämlich den Ausdruck »Panik*erkrankungen*« für Patienten, die regelmäßig Panikattacken erleiden oder solche befürchten und sozusagen ständig mit der »Angst vor der Angst« leben. Es mag zwar aus versicherungstechnischen Gründen nützlich sein, der Sache einen medizinisch klingenden Namen zu geben, dadurch entsteht aber unglücklicherweise der Eindruck, dass der Betreffende an einer Erkrankung im eigentlichen, medizinischen Sinne leidet. Das ist jedoch nicht der Fall.

Panikattacken lassen sich durch normale psychische Prozesse, die in ganz normalen Menschen ablaufen, völlig hinreichend erklären. Sie lassen sich beispielsweise darauf zurückführen, dass Menschen lernen mussten, auf ungesunde Weise mit den Belastungen des Lebens umzugehen – ebenso auf mangelndes Wissen über das, was in ihrem Körper geschieht und auf die Furcht vor dem, was ihnen passieren könnte. Angst und Unwissenheit sind allgemein menschliche Erfahrungen und haben nichts mit Krankheit zu tun.

Kann man Angst und Panik überwinden?

Viele Betroffene haben Hilfe gesucht und dabei verschiedene Wege beschritten. Einige gehen zu ihrem Hausarzt und lassen sich Medikamente verschreiben, die ihnen Erleichterung verschaffen. Manche werden an Herzspezialisten oder Neurologen überwiesen. Sie sind der Meinung, an einer körperlichen Krankheit zu leiden; wenn eine solche nicht gefunden wird, sind sie ratlos und verwirrt. Wieder andere suchen Rat bei Freunden oder nehmen seelsorgerliche Hilfe in Anspruch. Einige finden vorübergehende Erleichterung durch Alkohol. Manche kommen einigermaßen zurecht – sie schaffen es, irgendwie weiterzumachen, obwohl sie das Leben nie wirklich genießen können. Und bei anderen scheint einfach nichts zu helfen – ihr Leben ist ein ständiger Alptraum.

Kann sich das jemals ändern? Ist es möglich, diese quälenden Gefühle loszuwerden? Kann das Leben je wieder normal sein? Die Antwort lautet: Ja! Es geht nicht über Nacht, aber es geht. Ich habe dieses Buch geschrieben, um Menschen zu helfen, sich durch den Dschungel ihrer Paniksymptome hindurchzukämpfen und auf der anderen Seite als freie Menschen wieder herauszukommen. Es ist bestimmt nicht einfach, und es wird einige Zeit dauern – aber es ist möglich!

Für wen ist dieses Buch bestimmt?

Es ist für drei Zielgruppen bestimmt:

- In erster Linie ist es als Selbsthilfebuch für Betroffene gedacht.
- Darüber hinaus soll es Verwandten, Partnern und Freunden von Angstpatienten helfen, deren Probleme zu verste-

hen, und es ihnen ermöglichen, die Betroffenen sinnvoll zu unterstützen. Meist leiden diese Menschen ebenfalls, da das Phänomen so verwirrend ist und sie nie genau wissen, wie sie sich den Betroffenen gegenüber am besten verhalten. Sollten sie streng sein oder verständnisvoll und einfühlsam? Ist es eine Krankheit oder eine Schwäche oder einfach eine Überreaktion?

– Drittens ist es dazu gedacht, Therapeuten bei ihrer Arbeit mit Panikpatienten zu unterstützen. Seit etwa vier Jahren gebe ich selbst meinen Patienten frühere Versionen der *Kapitel 4* bis *8* dieses Buches zum Lesen, damit sie sich zwischen den Therapiesitzungen damit beschäftigen können. Die Patienten empfinden es oft als hilfreich, wenn ihnen schriftliches Material vorliegt; es kann dazu beitragen, dass die Informationen, die sie erhalten haben, vertieft werden und dass die therapeutische Arbeit effektiver wird.

Natürlich variiert der therapeutische Ansatz stark von Therapeut zu Therapeut. Ich habe versucht, dem Rechnung zu tragen – verschiedene Therapeuten werden jeweils verschiedene Teile dieses Buches bevorzugen und sie als Ergänzung ihres eigenen Ansatzes empfinden. Sie sollten ihre Patienten natürlich nur auf die Abschnitte hinweisen, die ihnen im Rahmen der Therapie als sinnvolle Ergänzung erscheinen.

Können Betroffene sich selbst helfen?

Zu den schlimmsten Begleiterscheinungen von Angst und Panik gehört, dass man nicht weiß, was eigentlich los ist. Ich habe diesem Buch den Untertitel gegeben *Panikattacken verstehen und überwinden*, weil ich davon überzeugt bin, dass das Verstehen der Hauptschlüssel zur Überwindung der Angst ist.

VERSTEHEN

Ich habe es bei meiner Arbeit oft mit Patienten zu tun, deren Panikattacken schon nach einer einzigen Sitzung, in der ich ihnen erkläre, was Panikattacken wirklich sind und was sie nicht sind, spürbar nachlassen. Wenn die Betroffenen erkennen, was wirklich geschieht, dann wird der Angst viel von ihrem Schrecken genommen, und sie gewinnen wieder Hoffnung und Zuversicht. Teil I dieses Buches gibt einige grundlegende Informationen über Panik. In Teil II wird erklärt, was während einer Panikattacke tatsächlich geschieht. Außerdem gehe ich auf einige weit verbreitete Missverständnisse ein.

Ein weiterer wesentlicher Aspekt, um Panikattacken zu verstehen, ist der ganz persönliche Faktor – warum ist das ausgerechnet mir passiert? Teil III dieses Buches ist der Beantwortung der Frage gewidmet, warum es zu Panikattacken kommt. Er enthält ein Sieben-Punkte-Programm, mit dessen Hilfe der Patient herausarbeiten kann, welche Verbindung zwischen bestimmten Ereignissen aus seiner Vergangenheit und den gegenwärtigen Angstanfällen besteht.

Teil IV schließlich beschreibt ein Programm praktischer Therapieübungen zur Überwindung der »Angst vor der Angst«. Es wurde in den späten Siebzigerjahren von Malcolm McFayden ausgearbeitet, und Hunderte von Patienten des *Department of Clinical Psychology* in Aberdeen wurden damit erfolgreich behandelt. Während der letzten fünfzehn Jahre haben Malcolm McFayden und ich in enger Zusammenarbeit diesen Ansatz der *kognitiven Invalidation* [Entkräftung durch Erkenntnis; Anm. d. Übers.] weiterentwickelt.[2] Dieser therapeutische Ansatz beruht auf den Theorien George Kellys.[3] Er ähnelt dem Ansatz der *kognitiven Therapie*, wie er heute von zahlreichen klinischen Psychologen praktiziert wird, hat jedoch andere Wurzeln. Er basiert weder auf dem Gebrauch von Medikamenten noch auf Entspannungs- oder Atemübungen und auch nicht auf der »Umprogrammierung« von Gedankenmustern. Viele Patienten machen die Erfahrung, dass sie gute Fortschritte machen, sobald sie wissen, wie und womit sie anfangen können.

HILFE VON FREUNDEN

Ich würde jedem, der mit Teil IV dieses Buches arbeiten möchte, empfehlen, seine/n Partner/in oder eine/n Freund/in um Unterstützung zu bitten. Diese/r Helfer/in sollte auch die Teile I bis III dieses Buches lesen, um das Wesen und die Behandlung der Panikattacken besser zu verstehen. So kann er/sie dem Betroffenen wieder Mut machen, wenn er aufgeben möchte oder das Gefühl hat, dass er kaum vorankommt (in diese Krise kommt früher oder später so gut wie jeder Patient).

PROFESSIONELLE HILFE

Manche Betroffenen brauchen zusätzlich zu der persönlichen Unterstützung durch Freunde auch professionelle Hilfe. Sie müssen vielleicht einen klinischen Psychologen oder einen Therapeuten aufsuchen oder sich einer Selbsthilfegruppe anschließen.

MEDIKAMENTE

Die in diesem Buch vorgestellte Therapie basiert nicht auf medikamentöser Behandlung. Das bedeutet jedoch nicht, dass ein Patient aufhören soll, die Medikamente einzunehmen, die ihm verordnet worden sind, sondern dass ein Patient, der mit diesem Buch arbeitet, seine Panikattacken auch ohne Medikamente überwinden kann, wenn er das wünscht. Manche Menschen möchten auf Medikamente verzichten, weil sie es vorziehen, aus eigener Kraft zurechtzukommen, auch wenn das bedeutet, ein gewisses Maß an Leid auf sich zu nehmen. Andere wieder bevorzugen es, ein Medikament einzunehmen, das ihren Zustand erträglicher macht.

Diese Entscheidung liegt allein bei dem Patienten selbst. Niemand sollte sich schuldig fühlen, wenn er Medikamente nimmt; andererseits sollte er auch nicht den Eindruck haben, dass eine Heilung nur mithilfe von Medikamenten möglich ist. Der Patient kann und sollte hier selbst entscheiden, welchen Weg er beschreiten möchte.

Was liegt diesem Buch zugrunde?

Die Informationen und Aussagen, die sich in diesem Buch niedergeschlagen haben, stammen aus den folgenden sieben Quellen:

- der achtzehnjährigen persönlichen Erfahrung bei der Behandlung von Panikpatienten im Rahmen des britischen *National Health Service* und im Rahmen privater Therapiesitzungen,
- der Beschäftigung mit wissenschaftlichen Studien über Panik und dem Gedankenaustausch mit führenden Autoritäten dieses Fachgebiets während der Arbeit an einem Buch mit dem Titel Panikstörungen
- *Theorie, Forschung und Therapie,* das 1989 erschienen ist[4],
- der Untersuchung von Lebensläufen und veröffentlichten Fallgeschichten zum Thema Agoraphobie und Panik[5],
- einer ausführlichen Befragung von zwanzig Panikpatienten, die 1990 durchgeführt wurde[6] (die Gespräche mit den Patienten wurden aufgezeichnet und niedergeschrieben; die meisten Zitate aus diesem Buch entstammen diesen Interviews),
- der Entwicklung einer »Theorie der Panik« während des Zeitraums von 1977 bis 1994 am *Department of Psychology, Aberdeen*[2; 7],

– einer vergleichenden Untersuchung von 130 Angst- und Panikpatienten, 177 körperlich erkrankten und 521 gesunden Personen[8],

– einer bewertenden Studie, die alle Patienten erfasste, die zwischen 1991 und 1993 am *Psychology Department* in Aberdeen behandelt wurden, einschließlich der Panikpatienten, die während dieses Zeitraums behandelt wurden.[9]

Hat sich unser Therapieansatz in der Praxis bewährt?

Es sind schon zahlreiche Bücher und Zeitschriftenartikel zu den Themenbereichen Stress und Angst erschienen, wenn auch nicht viele speziell zum Thema Panik. Viele der Ratschläge, die man dort findet, sind nicht hinreichend durch die Forschung belegt. Wie ist es mit dem Programm, das ich in diesem Buch vorstelle? Funktioniert es auch?

Die Studie, die von 1991 bis 1993 am *Department of Psychology* in Aberdeen durchgeführt wurde und jeden behandelten Patienten erfasste, wurde zur Beantwortung dieser Frage herangezogen.[9] Jeder Panikpatient, der von einem praktischen Arzt oder einem Psychotherapeuten an unser Institut überwiesen worden war, nahm an dieser Studie teil. Die Patienten mussten vor der Therapie, drei Monate nach Therapiebeginn und sechs Monate nach Therapiebeginn (das bedeutete, gegen Ende der Therapie) jeweils denselben Fragebogen ausfüllen. Andere Patienten, die noch auf der Warteliste standen, wurden als Vergleichsgruppe herangezogen und gebeten, im Abstand von sechs Monaten zweimal diesen Fragebogen auszufüllen.

Abbildung 1 macht deutlich, wie stark sich das Befinden der Panikpatienten während des Therapieverlaufs veränderte.

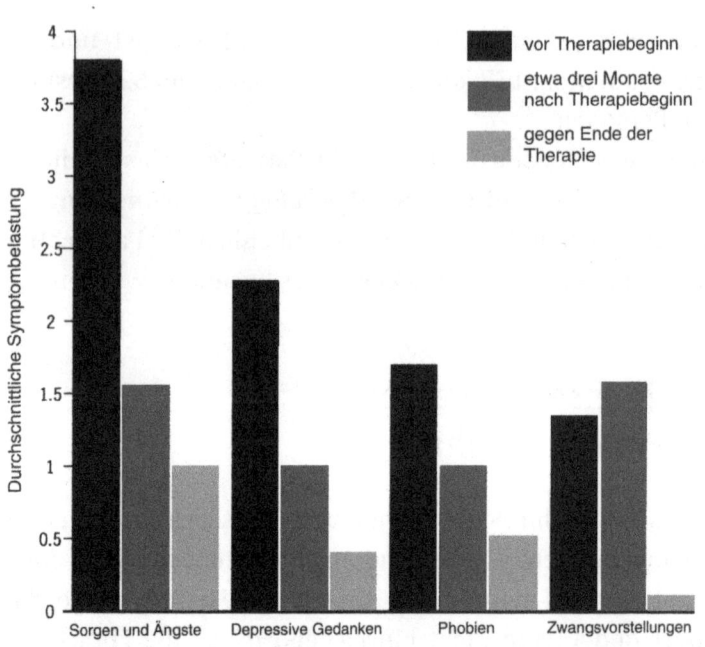

Abb. 1: Symptomverringerung während der Therapie (Studie anhand von 20 behandelten Patienten)

Die Abbildung zeigt, in welchem Ausmaß die Patienten vor, während und nach der Therapie unter den in vier Hauptsymptombereiche eingeteilten Problemen bzw. Symptomen litten. (Die Null-Linie entspricht hier den Werten, die von einer großen Gruppe von Personen erreicht wurden, die in der Nähe unseres Instituts lebten und zum Vergleich herangezogen worden waren. So können wir gut erkennen, wie nahe Panikpatienten den »Normalen« nach der Therapie wieder kommen können.) In jedem Symptombereich war im Verlauf der Therapie eine deutliche Besserung festzustellen. Die Patienten, die noch auf der Warteliste standen, konnten während dieses Zeitraums jedoch keine Besserung verzeichnen. Der Unterschied zwischen den beiden Patientengruppen war statistisch überaus signifikant. Das deutet darauf hin, dass der Ansatz der kognitiven Invalidation bei diesen Patienten zu einem deutlichen Rückgang von Angst, Furcht, Depression und Zwangsvorstellungen führte. Gegen Therapieende waren ihre Werte fast so niedrig wie die der nicht von Panikattacken betroffenen Vergleichsgruppe.

Das lässt darauf schließen, dass dieser Ansatz im Rahmen der klinischen Therapie erfolgreich ist. Das Ziel dieses Buches ist nun, den betroffenen Lesern selbst diesen Ansatz zugänglich zu machen sowie die Therapeuten, die Panikpatienten behandeln, bei ihrer Arbeit zu unterstützen.

TEIL I
PANIK VON A BIS Z

2. WANN UND WO
PANIKATTACKEN AUFTRETEN

Wenn ein Mensch zum ersten Mal eine Panik- oder Angstattacke erlebt, hat er das Gefühl, dass sie ihn »wie ein Blitz aus heiterem Himmel« überfällt – von einem Augenblick zum andern und ohne ersichtlichen Grund. Ein Mensch, der wie alle anderen auch irgendwie mit den üblichen Belastungen des Lebens zurechtkam, erlebt plötzlich eine Panikattacke, und von diesem Moment an ist nichts mehr, wie es war. Mit der ersten Panikattacke beginnt fast immer eine Zeit des Leidens und der schmerzlichen Veränderung. Ein Mensch erlebt seine erste Panikattacke meist in einem Alter zwischen fünfzehn und dreißig Jahren; es kann jedoch in jedem Lebensalter zu Panikattacken kommen.

Ich habe oft Betroffene gefragt, wie sie selbst diese Attacken nennen. Oft gebrauchen sie den Begriff »Panik«, ohne ihn zuvor von jemandem gehört zu haben. Manche betrachten sie auch als eine Art Nervenzusammenbruch. Sie sagen:»Ich hatte einen Zusammenbruch« und haben das Gefühl, dass sie ihren Beruf nicht mehr ausüben oder ihre Freizeit aktiv gestalten können. Manche sehen sich gezwungen, eine vielversprechende Karriere aufzugeben.

Wie ein Blitz aus heiterem Himmel

Das Beunruhigendste an der ersten Attacke ist, dass sie ohne Warnung kommt und dass die Betroffenen meist keinen Grund dafür erkennen können, warum ausgerechnet ihnen so etwas Dramatisches widerfährt – auch wenn es, wie ich später zeigen werde, immer eine Ursache dafür gibt. Besonders verwirrend ist es für die Betroffenen, dass sie ihre erste Panikattacke oft gerade dann erleben, wenn sie es am wenigsten erwarten, z.b. während eines erholsamen Wochenendes oder im Urlaub. Wenn es in einer beruflichen oder privaten Stress-Situation zu einer Panikattacke käme, könnten sie das vielleicht eher verstehen.

Nach der ersten Panikattacke kann es während der nächsten Tage und Wochen zu weiteren Attacken kommen, sodass diese regelrecht zu einem festen Bestandteil des Alltags werden.

Es gibt acht Hauptfaktoren, durch die Panikattacken ausgelöst werden können.

Bestimmte Orte

Bei manchen Menschen werden Panikattacken dadurch ausgelöst, dass sie sich an bestimmten Orten aufhalten. Dazu gehören überfüllte Geschäfte, Busfahrten, in einem Geschäft Schlange stehen, in einer Kirche sitzen oder einfach »in die Stadt gehen«. Diese Art von Panik wird in der Fachsprache als *Agoraphobie* bezeichnet. Der Ausdruck stammt aus dem Griechischen und bedeutet Angst *(phobos)* vor dem Marktplatz *(agora)*. Für die Menschen, die hiervon betroffen sind, ist auch das Gefühl von Sicherheit an einen *Ort* gebunden (meist ihr Zuhause), an dem sie sich geborgen und sicher fühlen. Sie neigen dazu, Menschenmengen und Geschäfte zu meiden. Das geht manchmal so weit, dass sie das Haus überhaupt nicht mehr verlassen. Hier einige Beispiele:

Es war Sonntag, und ich ging zum Bingospielen in ein Lokal. Aber ich konnte mich überhaupt nicht konzentrieren. Meine Hände fingen an zu zittern. Ich versuchte die Nummer auf der Karte anzukreuzen. Aber irgendwie ging es nicht. »Reiß dich zusammen, Mensch«, sagte ich zu mir selbst. Ich hab' die Nummer einfach nicht geseh'n, wissen Sie. Und meine Hände haben gezittert, und mein ganzer Körper ... ich hatte ein ganz flaues Gefühl im Bauch, und dann spürte ich plötzlich so ein Stechen im Genick, und da hab ich mir gesagt: »Ich spiele kein Bingo mehr«, weil ich das Gefühl hatte, die Leute starren mich alle an.
Ann P.

Ich begann Attacken zu bekommen, wenn ich mit vielen Leuten zusammen war, besonders am Wochenende in der Studentenvereinigung. Das vorherrschende Gefühl war, dass ich nicht atmen konnte; ich hatte aber auch Herzrasen. Wenn das passierte, ging ich immer weg und setzte mich irgendwo hin, wo ich allein war und mich erholen konnte ... Später bekam ich auch während der Vorlesungen Panikattacken ... manchmal auch draußen im Freien. Und so gut wie jedes Mal, wenn ich in eins von diesen riesigen Geschäften kam, in denen es so heiß und stickig ist, dass man keine Luft mehr kriegt. Oder wenn ich irgendwo herumstehen und auf jemand warten musste.
Jane S.-T.

Bestimmte Situationen

Manche geraten in Panik, wenn sie in bestimmte Situationen kommen, die ihnen unangenehm sind. Zum Beispiel, wenn sie das Gefühl haben, in einem Raum gefangen zu sein, dessen Ausgang sie nicht sehen. Für diese Menschen bedeutet Sicherheit, dass sie einen »Fluchtweg« haben, falls die Angst einsetzt. Andere geraten in Panik, wenn sie zeitlich gebunden sind – beispielsweise, wenn sie einen Arzttermin oder eine andere feste Verabredung haben. Für sie bedeutet Sicherheit, solche Situationen zu meiden und zu versuchen, sich nicht auf irgendetwas festzulegen. Manche wiederum geraten in Panik, wenn sie allein irgendetwas Anstrengendes tun müssen. Für sie bedeutet Sicherheit, diese Dinge nur zusammen mit ihrem Ehepartner oder einem guten Freund oder Angehörigen zu tun. Hier ein paar Beispiele:

In einem Raum gefangen sein

Ich bin Journalistin, und ich konnte es kaum ertragen, wenn ich in stickigen Versammlungsräumen sitzen und irgendwelchen überfüllten Gemeindeversammlungen beiwohnen musste. Es war kaum möglich, ohne größere Probleme aufzustehen und hinauszugehen – es war mir so peinlich, wenn ich dann zum vierten oder fünften Mal zur Toilette musste, weil ich gerade eine Panikattacke hatte …
Ruth Hurst Vose in ihrem Buch »Agoraphobia«[10]

An einen Termin gebunden sein

Am 12. März hatte ich eine Prüfung. Auf einmal fingen meine Hände an zu zittern; ich bekam Schweißausbrüche, und mir war furchtbar übel. Ich hatte das Gefühl, ich würde die Kontrolle über mich selbst verlieren und im nächsten Moment anfangen zu weinen. Ich hatte panische Angst und wollte nur noch wegrennen.
Ron H.

Sich im Stich gelassen fühlen

Wenn ich allein zu Hause bin oder wenn mein Mann nicht mit mir redet oder irgendetwas in der Art, dann spüre ich richtig, wie die Angst in meinem Körper hochkriecht. Dann geht mir immer derselbe Gedanke im Kopf herum.»Ich hau einfach ab«, denke ich dann. Nur weg von hier, verstehen Sie? Ich will dann nur noch wegrennen.
Penny G)

Bestimmte Gefühle

Bei vielen Betroffenen werden Panikattacken durch bestimmte körperliche Gefühle ausgelöst. Wenn sie schwitzen, wenn ihr Herz schneller schlägt als sonst oder wenn ihnen schwindlig ist, kann es zu einer Panikattacke kommen. Diese Empfindungen haben oft völlig normale Ursachen; das ist den Betroffenen jedoch zu dem Zeitpunkt nicht bewusst. Sie schwitzen vielleicht, weil es zu warm im Zimmer ist, oder ihr Herz schlägt schneller, weil sie gerade eine Wanderung machen, oder ihnen ist schwindlig, weil sie Hunger haben. Auch vom Dunklen ins Helle zu kommen, einem höheren Luftdruck ausgesetzt zu sein, Neonlicht, die Oberflächenstruktur eines Fußbodenbelages oder ein Völlegefühl nach dem Essen können bei ihnen ähnlich unangenehme Empfindungen auslösen und unter Umständen zu einer Panikattacke führen.

Auch durch eine Grippe werden oft Panikreaktionen hervorgerufen, da die damit einhergehenden Symptome – Benommenheit, Schweißausbrüche und Fieber – sehr an die Symptome einer Panikattacke erinnern. Die Patienten merken oft nicht, dass sie einfach nur eine Grippe haben. Bei einigen Betroffenen wird durch jede Änderung des körperlichen Befindens Panik ausgelöst. Einer meiner Patienten hatte das Rauchen aufgegeben, trank keinen Tropfen Alkohol und weigerte sich strikt, irgendwelche Medikamente zur Behandlung seiner schweren Panikattacken einzunehmen. Er sagte:

Ich habe Angst vor Medikamenten. Ich hasse es, wenn von außen irgendwelche Gefühle bei mir ausgelöst werden. Ich gerate in Panik, sobald ich das Gefühl habe, es passiert nicht auf natürliche Weise. Sogar, wenn ich durch Alkohol positive Gefühle bekäme, würde mir das Angst machen. Mit dem Rauchen habe ich in Wirklichkeit gar nicht aus gesundheitlichen Gründen aufgehört, sondern schlicht und einfach, weil ich zu viel Angst hatte.
John S

Für diese Menschen bedeutet Sicherheit, dass sie die unangenehmen Gefühle, die sie fürchten, so weit wie möglich zu vermeiden suchen. Vielleicht reißen sie ständig die Fenster auf (sehr zum Ärger ihrer Mitbewohner), damit sie nicht ins Schwitzen kommen. Oder sie achten darauf, stets langsam die Treppe hinaufzugehen, damit ihr Herzschlag sich nicht beschleunigt. Vielleicht vermeiden sie Völlegefühle dadurch, dass sie niemals üppige Mahlzeiten zu sich nehmen. Sie müssen in jedem Fall immer sehr vorsichtig sein und sorgfältig darauf achten, nichts zu tun, was die gefürchteten unangenehmen Gefühle auslösen könnte. Möglicherweise nehmen sie zu diesem Zweck auch Medikamente ein – etwa Beta-Blocker, die die Pulsfrequenz senken. Wenn es ihnen nicht gelingt, die unerwünschten Gefühle fern zu halten, dann tun sie alles, was in ihrer Macht steht, um sie wieder loszuwerden. Sie legen sich beispielsweise ganz still hin, gehen an die frische Luft, machen Entspannungsübungen oder nehmen verdauungsfördernde Medikamente ein.

Gedankliche Vorwegnahme bestimmter Geschehnisse

Bei manchen Menschen beginnen die Angstgefühle sich schon aufzubauen, *bevor* sie etwas tun müssen, das sie als schwierig empfinden. Viele geraten dadurch in große Not, dass ein Urlaub bevorsteht und der Abfahrtstermin näher rückt. Oft ist die Angst vor dem Problem größer als das Problem selbst; wenn das gefürchtete Ereignis endlich eintritt, sind die Patienten jedoch bereits so erschöpft, dass sie kaum noch die Kraft haben, mit dem Problem selbst fertig zu werden und ihre Angst unter Kontrolle zu bringen. Diese Menschen versuchen sich dadurch zu schützen, dass sie möglichst keine langfristigen Verpflichtungen eingehen. Sie entscheiden sich am liebsten spontan. Wenn sie das Gefühl haben, dass eine Panikattacke im Anzug ist, sind sie durchaus imstande, eine Urlaubsreise abzusagen, auch wenn sie das finanziell teuer zu stehen kommt. Hinzu kommt dann noch das peinliche Gefühl, andere anlügen oder irgendwelche Gründe vorschieben zu müssen, um sich aus einmal eingegangenen Verpflichtungen wieder herauszuwinden.

Diese unangenehmen Symptome der Angst, die ich für Symptome einer Krankheit hielt, traten jedes Mal auf, wenn ich das Haus verließ. Ich war darauf konditioniert wie die berühmten pavlovschen Hunde. Manchmal traten die Symptome schon auf, wenn ich nur daran dachte, dass ich demnächst aus dem Haus gehen musste.
Pauline McKinnon in ihrem Buch »In Stillness Conquer Fear«[11]

Ich hatte mich mit ein paar Freundinnen verabredet, um indisch essen zu gehen. Als ich dabei war, mich fertig zu machen, fing es an. Der bloße Gedanke daran, in der Gegend herumfahren zu müssen, machte mir Angst ...
Pauline L.

Bestimmte Handlungen

Auch durch bestimmte Dinge, die ein Mensch tut, können Panikattacken ausgelöst werden. Es kann zu Panikattacken kommen, wenn der Betroffene fernsieht, sich ausruht, einen Streit mit anhört, die Treppe hinaufrennt oder sexuellen Verkehr hat. Für diese Menschen bedeutet Sicherheit, etwas zu tun, das ihnen hilft – vielleicht legen oder setzen sie sich hin, laufen auf der Stelle, spannen ihre Muskeln an oder machen ein paar tiefe Atemzüge. Sicherheit kann für sie auch bedeuten, bestimmte Dinge bewusst zu vermeiden – sich nicht zu entspannen, auf bestimmte Fernsehprogramme zu verzichten, bestimmte Zeitungsartikel nicht zu lesen und sich nicht an Gesprächen über bestimmte Themen (z.B. Geisteskrankheit oder Herzinfarkt) zu beteiligen.

FERNSEHEN

Ich saß gerade auf dem Sofa und sah fern. Da merkte ich auf einmal, wie es losging. Ich musste aufstehen und ein paar Kleidungsstücke bügeln. Es wurde immer schlimmer. Die Angst stieg in mir auf wie eine heiße Welle ... das kann passieren, wenn ich jemand über Herzanfälle reden höre.

Mein Mann sagt seinen Freunden immer, dass sie in meinem Beisein nicht über dieses Thema sprechen sollen ... Manchmal sitze ich ganz gemütlich im Wohnzimmer und schaue mir einen Film im Fernsehen an, und auf einmal geht es los.
Zena N.

Wenn ich an einem Abend viel Alkohol trinke, dann habe ich am nächsten Tag mehrere leichte Panikattacken. Als ich mir an meinem letzten Abend auf der Bohrinsel einen Film anschaute, ging es plötzlich los.
James R.

AUFREGUNG

Robert Freedman, Leiter des Behavioral Medicine Laboratory in Detroit[12], veröffentlichte eine Untersuchungsreihe, bei der Patienten vierundzwanzig Stunden lang medizinisch überwacht wurden (Pulskontrolle, Blutdruck etc.). Er berichtet: Die Patientin J. M. hatte den ganzen Tag zu Hause verbracht. Sie hatte ferngesehen und etwas Hausarbeit gemacht. Sie gab einen Angstpegel von 20 Punkten an (von 100 erreichbaren). Kurz nach 20 Uhr kam ihre Tochter von der Schule nach Hause und berichtete, dass eine Schulkameradin ihr angedroht hätte, sie zu töten. J. M. regte sich furchtbar auf, und um 20.15 Uhr hatte sie eine Panikattacke (ihr Angstpegel war auf 80 Punkte gestiegen).

STREIT

Kurz nachdem Herr W. T., der in einer homosexuellen Partnerschaft lebte, mit dem 24-Stunden-Überwachungsprogramm begonnen hatte, telefonierte er mit seinem Freund. Die beiden bekamen Streit miteinander. Um 10.25 Uhr drückte er den Angstanzeiger, da er eine Panikattacke hatte. Er gab einen Angstpegel von 60 Punkten (von 100) an und erklärte, die Attacke sei dadurch ausgelöst worden, dass er über das Gespräch mit seinem Freund nachgedacht hatte.

An Panik denken

Bei manchen Menschen kann schon dadurch eine Panikattacke ausgelöst werden, dass sie daran denken oder etwas darüber hören oder lesen.

Es ist ziemlich schwierig, seine Gedanken zu kontrollieren, aber viele dieser Menschen versuchen, den Gedanken an Panikattacken nicht aufkommen zu lassen, indem sie sich ablenken, sich ständig beschäftigen und sich niemals erlauben, sich zu entspannen oder einfach mal gar nichts zu tun.

Das folgende Gespräch fand während einer Therapiestunde statt. Die Patientin gerät in Panik, weil wir uns mit dem Thema Panikattacken beschäftigen.

Therapeut: *Sie müssen die Tatsache akzeptieren, dass Sie die Fähigkeit haben, alle möglichen Gefühle zu empfinden.*

Patientin: *Ja, das stimmt.*

Therapeut: *Aber die Gefühle sind nicht immer ...*

Patientin: *Dr. Zane, ich glaube, ich muss mal für ein oder zwei Minuten rausgehen.*

Therapeut: *Warten Sie einen Augenblick. Sie können rausgehen, wenn Sie wollen, aber bitte erklären Sie mir erst, was los ist.*

Patientin: *Plötzlich kommt so eine Welle von Angst über mich ... es erinnert mich so stark an die letzte Panikattacke und ich habe Angst, dass es wieder passiert. Meine Gedanken sind irgendwie abgeschweift von dem, was Sie gesagt haben, und ich konnte nur noch an die beiden letzten Panikattacken denken, die ich erlebt habe, und dann habe ich wieder diese Angst bekommen.*

M. D. Zane in R. Baker [Hrsg.], »Panic Disorder: Theory, Research and Therapy«[13]

Schlaf

Ein weiterer Faktor, durch den Panikattacken ausgelöst werden können, ist der Schlaf. Beim Einschlafen haben manche Menschen den beängstigenden Eindruck, dass ihr Herz rasend schnell schlägt, dass sie ins Bodenlose fallen, das Bewusstsein verlieren oder Ähnliches. Andere wachen schweißgebadet mit einer ruckartigen Bewegung auf; ihr Herz klopft zum Zerspringen, und sie ringen verzweifelt nach Luft. Andere haben beim Aufwachen das Gefühl, dass sie gelähmt sind. Dieser Zustand dauert meist nur einige Augenblicke – den Betroffenen erscheinen sie jedoch wie eine halbe Ewigkeit.

Menschen, die mit dieser Art von Panik zu tun haben, versuchen öfters, das zu vermeiden, was die beängstigenden Gefühle auslöst.

Sicherheit bedeutet für sie, sich selbst am Einschlafen zu hindern, wach zu bleiben, bis es hell wird oder in halb sitzender Haltung zu schlafen. Manche achten darauf, dass alle »Gefahren« weitgehend ausgeschaltet sind, wenn sie einschlafen möchten – sie sorgen dafür, dass jemand bei ihnen schläft, oder dass sie,»für alle Fälle«, ein paar Tabletten oder wenigstens das Telefon neben sich stehen haben. Schlaftabletten und alkoholische Getränke, Milch mit Honig oder Ähnliches werden gern als Einschlafhilfen benutzt.

Zu Anfang hatte ich die Panikattacken nur abends beim Einschlafen. Es war ein Gefühl, als ob das Bett heftig wackeln würde, und ein paar Wochen lang fragte ich mich, ob das irgendeine konkrete Ursache hatte – ob die Waschmaschine unserer Nachbarn lief oder draußen auf der Straße ein schwerer Lastwagen vorbeifuhr. Ich kam zu dem Ergebnis, dass das wohl nicht der Fall war; da ich jedoch trotzdem am ganzen Leibe zitterte, fragte ich mich, ob sich das irgendwie logisch erklären ließ – hatte ich in der letzten Zeit zu viel Kaffee getrunken oder zu lange am Computer gesessen? Aber auch das war nicht der Fall, und so begann ich die Möglichkeit in Betracht zu ziehen, dass mit mir körperlich irgendetwas nicht stimmte.

Ungefähr zu diesem Zeitpunkt, sicherlich nicht viel früher, be-

gann ich die Panikattacken vorauszusehen. Sie wurden dann auch viel heftiger – sie begannen immer noch mit dem Gefühl, dass das Bett wackelte, aber bald darauf spürte ich auch meinen Herzschlag und meinen Atem sehr intensiv. Dann hatte ich regelmäßig das Gefühl, dass in meinem Brustkorb irgendetwas passierte – dass ein anderer Gang eingelegt wurde oder so –, und dann begann mein Herz wie wild zu klopfen. Ich bekam kaum noch Luft, fühlte mich schwindlig und brach in Schweiß aus. Manchmal befand ich mich auch in einem solchen Zustand, wenn ich plötzlich aufwachte; ich war dann davon überzeugt, dass das darauf zurückzuführen war, dass ich nicht richtig geatmet hatte und gestorben wäre, wenn ich nicht wach geworden wäre.

Manchmal hatte ich in einer Nacht drei oder vier Panikattacken und war um vier oder fünf Uhr immer noch wach. Die Attacken kamen jedes Mal wenn ich am Einschlafen war; sie dauerten unterschiedlich lange, zwischen zehn Minuten und einer halben Stunde, aber ich brauchte oft über eine Stunde, bis ich wieder so viel Mut hatte, dass ich probieren konnte einzuschlafen. Wenn es möglich gewesen wäre, ganz auf Schlaf zu verzichten, dann hätte ich das bestimmt getan.
Jane S.-T.

Es macht einem total Angst, weil ... na ja, ... ich glaube, es war letzte Woche, als ich ... also, ich lag im Bett, und dann wurde ich auf einmal wach und konnte meinen ... Ich hatte das Gefühl, ich würde ersticken, und ich konnte mein Körper nicht mehr spüren ... wissen Sie ... es war, als wäre ich auf einmal völlig gelähmt.
Wilma W.

Phobien

Phobien (irrationale Ängste) sind weit verbreitet. Es gibt viele verschiedene Arten von Phobien, z.b. Angst vor Insekten oder anderen bestimmten Tieren, Höhenangst, Angst vor Wasser, vor Erbrechen, vor Blut, vor Krankenhäusern, vor Zahnärzten oder Angst davor, mit anderen Menschen zusammen zu sein und mit ihnen sprechen zu müssen.

Wenn jemand eine Phobie hat, dann wird mit nahezu hundertprozentiger Sicherheit eine Panikattacke ausgelöst, wenn der- oder diejenige mit dem konfrontiert wird, was er oder sie fürchtet.

Das Problem ist sehr spezifisch und berechenbar – unter normalen Umständen verhalten sich die Betroffenen ziemlich normal, sie geraten jedoch in Panik, sobald sie mit dem gefürchteten Objekt in Berührung kommen oder in die gefürchtete Situation geraten.

In diesem Buch geht es hauptsächlich um Panikattacken; diese sind weniger vorhersehbar als phobische Reaktionen und werden nicht durch einen ganz spezifischen »Trigger« (= auslösenden Reiz) ausgelöst. Manche Psychologen haben Panik als eine Art »übertragbare Phobie« bezeichnet. Die gefürchteten Objekte liegen nicht außerhalb, sondern innerhalb der eigenen Persönlichkeit – der Betroffene fürchtet sich nicht vor Spinnen, Hunden oder Brücken, sondern vor seinen eigenen Gefühlen und körperlichen Reaktionen.

Eine Untersuchung, die 1969 von Agras, Sylvester und Oliveau durchgeführt wurde[14], zeigte, dass durchschnittlich vierzig von hundert Menschen an einer leichten Phobie und acht von hundert Menschen an einer schweren Phobie leiden, durch die sie sich in ihrem täglichen Leben beeinträchtigt fühlen. Menschen, die an einer schweren Phobie leiden, fürchten sich meist nicht nur vor dem »Trigger« selbst (z.B. vor Spinnen), sondern auch vor der dadurch ausgelösten Panik und ihren möglichen Folgen. Dieses Buch kann sicher in der einen oder anderen Hinsicht auch Menschen helfen, die an einer spezifischen Phobie leiden; es wurde jedoch hauptsächlich für diejenigen geschrieben, die an weniger gut fassbaren Ängsten und Panikgefühlen leiden. Daneben gibt es auch noch Personen, die sowohl mit überraschend auftretenden Panikattacken als auch mit schweren spezifischen Phobien zu kämpfen haben. Das Leben ist einfach ungerecht, finden Sie nicht auch?

3. WIE PANIK MENSCHEN VERÄNDERT

Haben Sie schon einmal im Fernsehen Bilder einer Küstenstadt gesehen, die von einem Hurrikan heimgesucht worden ist? Die Kraft des Sturmes und der Wellen ist über sie hinweggefegt, hat Bäume entwurzelt, Häuser und Straßen zerstört und einen einzigen Trümmerhaufen zurückgelassen. Nachdem der Sturm und die See sich beruhigt haben, hat die Stadt noch monatelang mit Zerstörung und Verwüstung zu kämpfen. Der Hurrikan dauert vielleicht nur einen Tag, aber die Folgen sind noch Wochen und Monate später zu spüren.

So ähnlich ist es auch mit Panik. Nachdem die Panikattacke selbst vorüber ist, ist der Betroffene noch lange mit ihr beschäftigt. Lassen Sie uns einen Blick auf die typischen Reaktionsmuster werfen, die einer Panikattacke folgen.

Erster Schritt: Die Angst wird zum ständigen Begleiter

Das Erste, was geschieht, ist, dass der Betroffene große Angst davor hat, eine weitere Panikattacke zu erleiden, und sich vor dem fürchtet, was während einer möglichen nächsten Attacke geschehen könnte. Ein Gefühl von drohendem Unheil beschleicht ihn und nimmt mehr und mehr von ihm Besitz. Einige Patienten bekommen erst nach zwei oder drei Attacken wirklich Angst, andere schon nach einer einzigen Attacke. Während ihr Leben zuvor recht normal verlief, mit den üblichen Höhen und Tiefen, ist nun die Angst allgegenwärtig und vergällt den Betroffenen auch die kleinen Freuden des Lebens, die sie bis dahin genießen konnten.

Zweiter Schritt:
Die Aufmerksamkeit richtet sich nach innen

Zweitens neigen die Betroffenen dazu, ihre Aufmerksamkeit von dem abzuwenden, was um sie herum geschieht, und vermehrt nach innen zu blicken. Sie können sich nicht mehr richtig auf das konzentrieren, was andere sagen oder tun, da sie sich ständig mit ihren eigenen Gefühlen beschäftigen. Es ist, als ob ihr Blick von der äußeren Welt abgewendet und nur noch auf das fixiert würde, was in ihrem Innern vorgeht.

Die Betroffenen beginnen alles, was in ihrem Körper geschieht, ganz bewusst zu registrieren – sie entwickeln sozusagen ein ganz neues »Körper-Bewusstsein«. Sie merken, wenn ihr Herzschlag sich beschleunigt, und messen vielleicht ihren Puls. Sie merken sofort, wenn sie zu schwitzen beginnen, wenn sie schneller atmen als sonst, wenn sie eine leichte Übelkeit verspüren. Alle paar Stunden überprüfen sie (so, als ob sie ihr Auto beim TÜV Vorfahren würden), ob in ihrem Körper noch alles ordnungsgemäß funktioniert. Jede körperliche Empfindung, die sie im Entferntesten an das erinnert, was sie während einer Paniksituation erlebt haben, registrieren sie sofort, da ihre Angst, wieder eine Attacke zu erleiden, so übermächtig ist.

Das Problem dabei ist, dass in unserem Körper ständig Veränderungen vor sich gehen. Wenn wir uns anstrengen, zum Beispiel, wenn wir schnell gehen oder laufen, dann schlägt unser Herz schneller als sonst, und das ist auch völlig normal. Aber für jemanden, der sich selbst ständig beobachtet, kann das bereits ein Grund zur Beunruhigung sein. Menschen können übersensibel auf nur eine bestimmte oder auf einen ganzen Bereich von Empfindungen reagieren.

Zusammenfassend kann man feststellen, dass diese Menschen

– unbewusst ihre Aufmerksamkeit ständig auf die Gefühle
  richten, die ihnen am unangenehmsten sind,
– auch auf kleinste Gefühlsschwankungen äußerst sensibel
  reagieren,
– ihre eigenen Empfindungen sofort wahrnehmen,
– sich völlig auf ihre eigenen Gefühle konzentrieren, sobald
  sie sie wahrgenommen haben.

Dritter Schritt: Die Angst vor bestimmten Gefühlen

Drittens bekommen die Betroffenen Angst vor bestimmten Gefühlen. Wenn sie glauben, dass eine Panikattacke in Wirklichkeit ein Herzinfarkt war, dann sind die Symptome, vor denen sie
sich am meisten fürchten, vielleicht eine Beschleunigung des
Herzschlags, Schmerzen in der Brust, Schweißausbrüche oder
Herzklopfen (Palpitationen). Sobald sie eines dieser Symptome
bei sich feststellen, bekommen sie Angst.

Ein Mann, den ich behandelte, als ich gerade damit begann,
mich mit Panikstörungen zu beschäftigen, hatte große Angst
vor Schmerzen im Brustbereich. Sobald diese Schmerzen auftraten, glaubte er, dass ihm ein Herzanfall bevorstehe. Ich bat
ihn, während der folgenden Woche ein »Schmerztagebuch« zu
führen und genau einzutragen, um welche Uhrzeit die Schmerzen auftraten und wie stark sie waren. Auf diese Weise machte
er eine interessante Entdeckung: Immer, wenn er Schmerzen
im Brustbereich verspürte, hatte er etwa zwanzig Minuten zuvor einen Kaffee getrunken oder eine größere Mahlzeit zu sich
genommen. Es handelte sich schlicht und einfach um Verdau-
ungsprobleme und nicht etwa um Vorboten eines Herzanfalls!

Nicht nur vor bestimmten körperlichen Empfindungen, sondern auch vor bestimmten Gedanken können sich die Betroffenen fürchten. Sie denken beispielsweise:»Ich werde verrückt«,

und dieser Gedanke, der ihnen wieder und wieder durch den Kopf geht, macht ihnen wirklich Angst.

Vierter Schritt: Der Teufelskreis

Viertens – und das ist einer der Hauptgründe, warum Panikattacken oft immer wieder auftreten – geraten die Betroffenen in einen Teufelskreis (siehe Abb. 2). Sie stellen vielleicht bei sich selbst irgendeine Veränderung des körperlichen Befindens fest, z.B. eine Beschleunigung des Herzschlags. Wenn sie befürchten, dass es zu einer Panikattacke kommt, dann kann diese Angst dazu führen, dass die körperlichen Symptome sich verstärken. Das Herz schlägt noch schneller – die Angst steigert sich noch mehr, und das kann zu einer weiteren Beschleunigung des Herzschlags führen. So kann die Angst vor einer Panikattacke eine solche tatsächlich auslösen. Dieses Phänomen wird in der Fachliteratur oft erwähnt. Man findet hierfür die Bezeichnungen »Angst vor der Angst«, »Symptomangst«, »Angstspirale« oder »Panikspirale«. Der bloße Gedanke: »Vielleicht bekomme ich eine Panikattacke« kann genügen, um in einem Menschen diesen Teufelskreis auszulösen.

Abb. 2: Der Teufelskreis der Angst

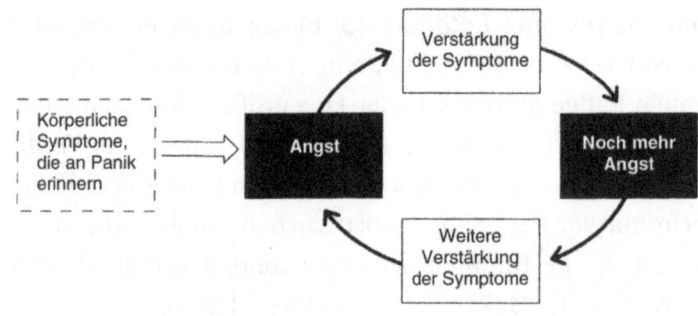

40

Fünfter Schritt: Vermeidungsmuster

Fünftens fangen die Betroffenen an, ihren Lebensstil zu verändern. Sie vermeiden Orte, an denen sie einmal eine Panikattacke erlebt haben, und achten darauf, sich nicht in eine Situation zu bringen, von der sie befürchten, dass sie bei ihnen eine Attacke auslösen könnte. Sie bemühen sich, nichts zu tun oder zu denken, was zu einer Panikattacke führen könnte.

Abb. 3: Vermeidungsmuster

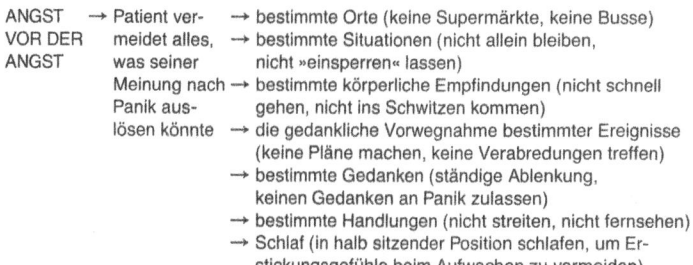

```
ANGST      → Patient ver-   → bestimmte Orte (keine Supermärkte, keine Busse)
VOR DER      meidet alles,  → bestimmte Situationen (nicht allein bleiben,
ANGST        was seiner       nicht »einsperren« lassen)
             Meinung nach  → bestimmte körperliche Empfindungen (nicht schnell
             Panik aus-      gehen, nicht ins Schwitzen kommen)
             lösen könnte  → die gedankliche Vorwegnahme bestimmter Ereignisse
                             (keine Pläne machen, keine Verabredungen treffen)
                           → bestimmte Gedanken (ständige Ablenkung,
                             keinen Gedanken an Panik zulassen)
                           → bestimmte Handlungen (nicht streiten, nicht fernsehen)
                           → Schlaf (in halb sitzender Position schlafen, um Er-
                             stickungsgefühle beim Aufwachen zu vermeiden)
```

Das Vermeidungsverhalten ist bei den Betroffenen unterschiedlich stark ausgeprägt.

Vollständige Vermeidung

Das ist der direkteste Weg, aber auch der zerstörerischste. Eine traurige Beschreibung dieses Vermeidungsmusters findet sich in dem Buch *The Autobiography of David*.[15] Es handelt sich um die Geschichte eines bekannten Journalisten, der so stark unter Panikattacken und Agoraphobie litt, dass er seine Wohnung schließlich überhaupt nicht mehr verlassen konnte.

Einzelne Vermeidungsstrategien

Es gibt viele Strategien, die Betroffene anwenden, um eine befürchtete Panikattacke schon im Entstehen abzuwehren. Einige typische Verhaltensmuster sind:

41

- vor einer als schwierig empfundenen Aufgabe Tabletten einnehmen oder Alkohol trinken,
- einen guten Freund mitnehmen,
- ein Kind bei der Hand halten,
- einen Hund oder Spazierstock mitnehmen,
- Kaugummi kauen oder Bonbons lutschen,
- innerlich ständig angespannt bleiben,
- eine Sonnenbrille tragen,
- sich in Gedanken ständig mit irgendetwas beschäftigen,
- immer nahe an einer Wand und/oder einer Tür stehen,
- Dinge nur an »guten Tagen« in Angriff nehmen,
- sich selbst ständig mit positiven Gedanken wie »du wirst es schaffen, du wirst es schaffen« ermutigen.

Einige Therapeuten bezeichnen diese Strategien als Fetischismus: Solange der Betroffene den »magischen« Gegenstand bei sich trägt oder die »magische« Handlung unternimmt, wähnt er sich in Sicherheit. Menschen, die unter Panikattacken leiden, sind überaus erfinderisch im Entwickeln von Vermeidungsstrategien. Ein Patient drückte es so aus:

Einkaufen zu gehen erfordert genauso viel sorgfältige Vorbereitung wie ein Banküberfall Man muss jeden Schritt genau planen, und solange es jederzeit einen Fluchtweg gibt, lässt sich so ein Einkauf in der Regel bewältigen.
Ruth Hurst Vose in ihrem Buch »Agoraphobia«[10]

Auf das Schlimmste gefasst sein (»Lebensretter« dabeihaben)

Man könnte diese Strategie auch so beschreiben: immer einen Erste-Hilfe-Koffer dabeihaben, um vorbereitet zu sein, wenn ein Unglück geschieht. Es gibt viele verschiedene Methoden, um die Angst, wenn sie sich bemerkbar macht, wenigstens einigermaßen im Zaum zu halten. Manche Menschen haben immer etwas bei sich, das ihnen das Gefühl gibt, für den Notfall ausgerüstet zu sein – einen Flachmann in der Handtasche, ein Riechfläschchen, eine Selbsthilfebroschüre für Panikpatienten, ein Handy. Viele Betroffene haben immer ein paar Tranquilizer in der Tasche, »für alle Fälle«. Das Gefühl, im Ernstfall eine Tablette nehmen zu können, reicht oft schon aus, um dem Betreffenden ein Gefühl der Sicherheit zu geben. Einer meiner Patienten berichtete einmal, dass er sich wirklich gut fühlte, als er zu einem geschäftlichen Treffen musste – keine Angst, keine Anzeichen von Panik –, bis ihm plötzlich einfiel, dass er vergessen hatte, seine Tranquilizer einzustecken. In dem Moment spürte er, dass er eine Panikattacke bekam.

Viele Patienten haben sich ein ganzes »Waffenarsenal« zugelegt, auf das sie zurückgreifen, um im Ernstfall die Angst auf einem erträglichen Niveau halten zu können – sie legen sich aufs Bett, machen ein paar tiefe Atemzüge, trinken Wasser oder Alkohol, nehmen Valium oder andere Tranquilizer, versuchen sich selbst Mut zu machen, gehen eine Runde Joggen oder versuchen ihre körperlichen Symptome einfach zu ignorieren.

Vermeidungsstrategien: »Jetzt leben, später bezahlen«

Obwohl es auf der Hand zu liegen scheint, dass Vermeidungsstrategien ein sinnvolles Mittel sind, um Panikgefühle zu verhindern oder zumindest auf ein erträgliches Maß zu reduzieren, bieten sie nur eine vorübergehende Hilfe. Auf lange Sicht tragen sie im Gegenteil nur dazu bei, dass das zugrunde liegende Problem bestehen bleibt.

Die Betroffenen sind vielleicht der Meinung, dass sie Wasser auf das Feuer schütten und es dadurch löschen; sie haben jedoch den verkehrten Kanister in der Hand und gießen in Wirklichkeit nur Öl aufs Feuer. Vermeidungsstrategien haben langfristig eine zerstörerische Wirkung, denn

- sie schränken das Leben der Betroffenen und ihren Handlungsspielraum immer mehr ein; ihre Lebensqualität nimmt spürbar ab;
- sie bewirken, dass die Patienten eine wirklich schwere Panikattacke nicht bewältigen können (falls es doch einmal soweit kommt), denn sie haben nur gelernt, Panikattacken zu umgehen, nicht aber, mit ihnen umzugehen;
- sie hindert die Betroffenen daran, die Wahrheit zu erkennen – nämlich, was geschähe, wenn sie nicht mehr versuchen würden, Panikattacken zu vermeiden, zu stoppen oder abzuschwächen.

Was würde denn geschehen, wenn man überhaupt keinen Versuch mehr unternehmen würde, gegen die Panikgefühle anzukämpfen? Diese Vorstellung ist vielleicht auf den ersten Blick beängstigend, aber gerade das – den Kampf aufzugeben – ist ein wichtiger Schlüssel für eine erfolgreiche Therapie, wie ich in den folgenden Kapiteln zeigen werde.

4. WAS IST EINE PANIKATTACKE?

Der menschliche Körper funktioniert auf ganz erstaunliche Weise. Alles scheint extra dafür geschaffen zu sein, uns am Leben zu erhalten und vor Schaden zu bewahren. Nehmen Sie zum Beispiel einen Schnitt in den Finger – warum strömt das Blut nicht immer weiter aus der Wunde heraus, so lange, bis wir verblutet sind? Der Körper erkennt, dass wir uns geschnitten haben, und reagiert auf die veränderte Situation. Wenn das Blut mit Luft in Berührung kommt, beginnt es zu gerinnen. Es klumpt zusammen, wird dicker und dicker und bildet eine Kruste. Nach ein paar Tagen fällt diese dann ab, und die ganze Sache ist vergessen. Das Ganze funktioniert wie ein Uhrwerk; gleichgültig, ob wir wach sind oder schlafen, ob wir dumm sind oder genial – der Körper heilt sich selbst, ganz automatisch.

Was geschieht, wenn wir uns verschlucken – wenn wir versehentlich Essen oder Trinken in die Luftröhre bekommen? Ganz automatisch fangen wir an zu husten und zu würgen, und auf diese Weise wird der Fremdkörper wieder aus der Luftröhre herausgeschleudert. Wir denken nicht: »Essen in der Luftröhre ist gefährlich, ich muss es wieder heraushusten« – unser Körper übernimmt das für uns und tut automatisch das Richtige.

Was geschieht, wenn wir etwas essen, das schon schlecht ist oder giftig? Der Magen stellt fest, dass irgendetwas nicht in Ordnung ist, und befördert das Essen wieder nach oben. Uns wird übel, wir müssen uns übergeben – das ist zwar nicht sehr angenehm, aber es erfüllt seinen Zweck –, und unser Körper hat sich von der unzuträglichen Speise befreit.

Wenn wir eine ansteckende Krankheit bekommen, z.B. die Grippe, dann identifiziert unser Körper die Krankheitserreger und produziert Antikörper, deren Aufgabe es ist, die Erreger einzukreisen und unschädlich zu machen. Mit jeder neuen Krankheit, die wir bekommen, produziert unser Körper auch neue Antikörper. Wenn wir uns das nächste Mal mit demselben Erreger anstecken, treten die Antikörper sofort auf den Plan, und die Krankheit kann gar nicht erst ausbrechen. Die Art und Weise, wie Antikörper arbeiten, ist so kompliziert, dass es auf dem Gebiet immer noch Neues zu entdecken gibt, obwohl die Wissenschaft sich schon seit vielen Jahren intensiv mit diesem Thema beschäftigt. Und doch kann das kleinste Kind Antikörper produzieren, ohne auch nur einen einzigen Gedanken daran zu verschwenden. Millionen von Zellen sind Tag und Nacht im Einsatz, um uns zu schützen, und das Erstaunlichste dabei ist – es geschieht alles ganz von selbst.

Das waren nur vier Beispiele dafür, wie unser Körper für uns sorgt – er verfügt jedoch über ein schier unerschöpfliches Repertoire an Möglichkeiten, um uns zu beschützen. Hundert moderne Computer könnten nicht halb so gut für uns sorgen wie unser eigener Körper. Es geht mir in diesem Kapitel darum, Panik- und Angstsymptome zu beschreiben, aber während ich das tue, möchte ich Sie bitten, immer daran zu denken, dass unser Körper über ganz erstaunliche Schutzmechanismen verfügt, die er jederzeit für uns einsetzt – auch dann, wenn etwas schief geht.

Die Angstreaktion

Einer der automatischen Schutzmechanismen unseres Körpers ist die Angstreaktion. Stellen Sie sich einmal folgende Situation vor: Wir laufen eine schmale, baumbewachsene Straße entlang. Plötzlich springen knurrend und bellend zwei Rottweiler auf uns zu. Wütend fletschen sie die Zähne. Geifer rinnt aus ihrem Maul. Denken wir dann: »Das ist ein Hund. Er knurrt. Er schnappt nach meiner Hand. Ich bin in Gefahr. Ich sollte jetzt etwas tun, um mich zu schützen. Was könnte ich tun? Vielleicht sollte ich weglaufen? Ja, ich glaube, das wäre das Beste. Ich laufe jetzt schnell weg!« Nein, so reagieren wir nicht. Wenn wir das täten, wären wir wahrscheinlich schon zerfleischt, ehe wir fertig gedacht hätten. Nein, unser Körper reagiert instinktiv und blitzschnell. Es wird Adrenalin ausgeschüttet, unser Herz klopft rasend schnell, wir brechen in Schweiß aus, und bevor wir überhaupt nachdenken können, sind wir entweder auf der Flucht oder kämpfen wie wild mit den Hunden. Das ist die Angstreaktion. Sie ist da, um uns vor Schaden zu bewahren.

Gesetzt den Fall, wir rennen weg: Die Hunde sind direkt hinter uns, sie knurren wütend und schnappen nach uns. Aber wir sind sehr schnell, wir schaffen es, ihnen zu entkommen. Nach etwa hundert Metern haben wir das Gefühl, wir sind weit genug weg, um uns umdrehen zu können. Aha, sie sind stehengeblieben, sie haben die Verfolgung aufgegeben.

Wenn wir uns jetzt einmal bewusst unserem Körper zuwenden, was stellen wir fest?

- Unser Herz schlägt wie der Motor einer Diesellok, schnell und kräftig.
- Wir atmen sehr schnell und tief.
- Wir schwitzen und zittern am ganzen Körper.
- Unser Mund ist völlig ausgetrocknet.
- Uns ist etwas übel, und wir fühlen uns schwindlig.
- Wir verspüren ein Prickeln in Händen und Füßen.
- Wir sind innerlich aufgewühlt, angespannt und wachsam; wir rechnen damit, dass wir erneut in Gefahr geraten.

Haben wir Angst? Nun ja, die Hunde haben uns Angst gemacht, aber jetzt scheinen sie sich beruhigt zu haben und bellen nur noch in der Ferne. Aber die körperlichen Veränderungen, die wir spüren, machen uns keine Angst, auch wenn sie sehr deutlich und sehr stark sind. Sie beunruhigen uns nicht, denn wir wissen ja, woher sie rühren. Sie sind feste Bestandteile unserer Angstreaktion. In ein paar Minuten werden sie wieder verschwinden. Sie beängstigen uns nicht, denn wir kennen ihre Ursache. Die Angstreaktion ist ein Potenzial, das dazu da ist, uns zu beschützen. Wenn jemand unseren 100-Meter-Sprint aufgezeichnet hätte, dann würden wir feststellen, dass wir persönliche Bestzeit gelaufen sind. Die Angstreaktion setzt zusätzliche Kräfte in uns frei, die wir brauchen, um der Gefahr zu entrinnen.

Die Angstreaktion ist das Herzstück einer Panikattacke. Die Symptome, die die Angstreaktion und die Panikattacke begleiten, sind identisch – beschleunigter Herzschlag, schnelleres Atmen, Schwitzen, Zittern, Mundtrockenheit, Prickeln in Händen und Füßen und so weiter. Bei einer Panikattacke müssen nicht immer all diese Symptome gleichzeitig auftreten, und nicht alle Patienten empfinden dasselbe – grundsätzlich jedoch lässt sich sagen, dass Angstreaktion und Panikattacke im Wesentlichen gleich sind. Der einzige Unterschied – und das ist ein großer Unterschied – besteht darin, dass es für die Angstreaktion einen offensichtlichen Grund gibt (z.B., dass wir von wütenden Hunden angegriffen werden) und für die Panikattacke nicht.

Für eine Panikattacke gibt es keinen offensichtlichen Anlass wie einen knurrenden Hund oder einen menschlichen Angreifer, der die starken Symptome bei uns auslöst. Kein Wunder, dass Menschen, die Panikattacken erleiden, oft völlig ratlos sind. Sie können keinen Grund für ihre starken Gefühle erkennen. Sie denken, sie hätten einen Herzinfarkt oder einen Gehirntumor, einen Nervenzusammenbruch, oder sie hätten die Kontrolle über sich selbst verloren. Die Angstreaktion ist so stark, dass der Betroffene der Meinung ist, es müsse einen handfesten Grund für seine Gefühle geben. Ich glaube, die meisten Menschen, die aus heiterem Himmel mit derart starken Empfindungen konfrontiert würden, wären ernsthaft besorgt und würden vermuten, dass etwas wirklich Schlimmes geschieht. Es ist völlig normal, so zu denken.

In Wahrheit ist es jedoch einfach so, dass bei einer Panikattacke die normale Angstreaktion des Körpers sozusagen zufällig oder versehentlich ausgelöst wird.

Die Angstreaktion »von Kopf bis Fuß«

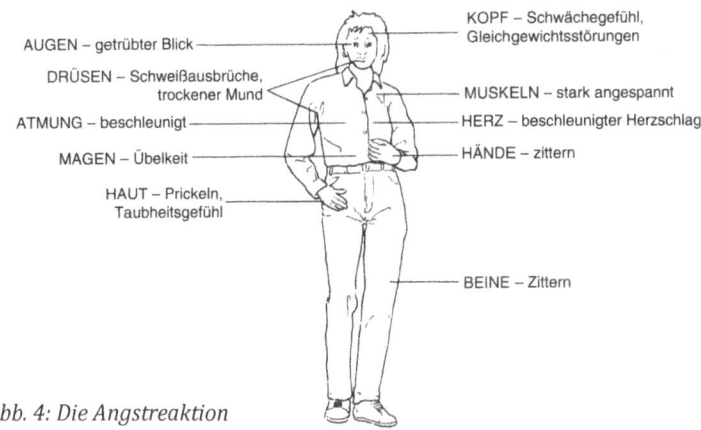

AUGEN – getrübter Blick

DRÜSEN – Schweißausbrüche, trockener Mund

ATMUNG – beschleunigt

MAGEN – Übelkeit

HAUT – Prickeln, Taubheitsgefühl

KOPF – Schwächegefühl, Gleichgewichtsstörungen

MUSKELN – stark angespannt

HERZ – beschleunigter Herzschlag

HÄNDE – zittern

BEINE – Zittern

Abb. 4: Die Angstreaktion

Ich möchte noch einmal auf meinen Ausgangspunkt zurückkommen: Unser Körper ist dazu gemacht, uns zu beschützen. Jeder einzelne Bestandteil der Angstreaktion hat einen ganz bestimmten Grund, nämlich unser Überleben zu sichern. Keines dieser Symptome schadet uns – im Gegenteil, sie sind zu unserem Schutz da. Mit Panik ist es im Grunde genauso. Keines der Symptome kann uns schaden. Ich möchte die verschiedenen Symptome, die eine Panikattacke begleiten, Schritt für Schritt durchgehen und zeigen, was ihnen zugrunde liegt.

Abbildung 4 zeigt die verschiedenen Körperteile, die von der Angstreaktion betroffen sind.

HERZ

Wellen von Angst rollten durch meinen Körper. Ich wusste, dies-
mal komme ich da nicht durch, diesmal sterbe ich ganz bestimmt.
Ich rang nach Luft und mein Herz hämmerte wie verrückt. Ich
legte meine Hand darauf, damit ich es fühlen konnte. Es schlug
rasend schnell.
S. R.

Zu Panik und Angst gehört normalerweise auch eine Beschleunigung der Herzfrequenz. Fünfundachtzig Prozent der Betroffenen geben an, dass ihr Herz während einer Panikattacke
heftig klopft. Für manche Patienten wird die Tatsache, dass sie
während einer Attacke ihren eigenen Herzschlag deutlich spüren, sogar zum Hauptproblem. Das Herz schlägt schneller als
sonst, und oft haben die Betroffenen auch den Eindruck, dass
es kräftiger schlägt. Manchmal schlägt es unregelmäßig oder
überspringt einen Schlag. Manche Betroffene fühlen, wie in ihrem Nacken das Blut in den Adern pulsiert. Oft kommt es zu
Schmerzen und Druck im Brustraum. Manche Menschen haben
beim Einschlafen das Gefühl, dass ihr Herz sehr schnell schlägt,
und andere wachen mitten in der Nacht mit diesem Gefühl auf.

Was kann es uns denn nützen, wenn unser Herzschlag sich
beschleunigt? Das Herz ist für uns von entscheidender Bedeutung, weil es das frische arterielle Blut und den darin enthaltenen lebenswichtigen Sauerstoff in unseren Körper pumpt, bis in
die entlegensten Bereiche, bis in die äußersten Schichten unserer Haut hinein. Unser ganzer Körper ist auf den Sauerstoff an-
gewiesen. Wenn wir kämpfen müssen wie ein Löwe oder wegrennen müssen wie ein geölter Blitz, dann müssen unsere wichtigsten Körperteile – in diesem Fall unsere Arme und Beine – so
schnell wie möglich optimal mit Sauerstoff versorgt werden.
Damit das geschehen kann, muss unser Herz viel schneller
schlagen als sonst.

MAGEN-DARM-TRAKT

Ich kriege so ein komisches Gefühl im Bauch, und ich will dann nur noch wegrennen ... also ... es ist ein ganz eigenartiges Gefühl, wissen Sie.

Edward P.

Wenn ein Mensch in Gefahr gerät, dann ist die Verdauung nur noch von untergeordneter Bedeutung. Das Blut wird von den weniger wichtigen Körperteilen (in diesem Fall dem Magen-Darm-Trakt) abgezogen und den wichtigeren Körperteilen (den Arm- und Beinmuskeln) zugeführt, damit wir schnell wegrennen (beziehungsweise gut kämpfen) können. Dadurch kann es zu einem Gefühl von Übelkeit kommen – Schmetterlinge im Bauch – oder einem Knurren im Magen. Blase und Darm bereiten sich darauf vor, sich zu entleeren, und wir haben das Gefühl, dass wir dringend zur Toilette müssen. (Allerdings kommt es so gut wie nie vor, dass Menschen während einer Panikattacke spontan ihre Blase entleeren.)

HAUT

Von der Haut, den Fingern und Zehen wird Blut abgezogen, damit es in die Arme und Beine fließen kann. Wir werden blass und haben das Gefühl, dass wir Blut verlieren, oder wir spüren ein Prickeln oder ein Taubheitsgefühl in den äußeren Bereichen unseres Körpers. Es ist gut für uns, wenn die Blutzufuhr zur Haut gedrosselt wird – nicht nur, damit unsere Muskeln besser mit Blut versorgt werden können, sondern auch, damit wir nicht so viel Blut verlieren, wenn wir verwundet werden.

ATMUNG

Ich bekam schon kaum noch Luft, und dann fingen diese komischen Gefühle in meinem Bauch an. Es war schrecklich, nicht mehr richtig atmen zu können – ich schnappte nach Luft, und

dann merkte ich, dass die Straße und die Häuser ganz komisch aussahen.
T. I.

Wenn wir in Panik geraten, wird unsere Atmung schneller und tiefer. Das geschieht, damit viel Sauerstoff in die Lungen kommt. Durch die Lungen, die von Blutgefäßen umgeben sind, gelangt der Sauerstoff dann in die Blutbahn und von dort zu den Muskeln. Da den Muskeln während einer Panikattacke besonders viel Sauerstoff zugeführt wird, beschleunigt sich die Atemfrequenz, und dadurch kann es zu Atemnot oder Erstickungsgefühlen kommen. Dreiundfünfzig Prozent der Panikpatienten leiden nach eigenen Angaben während einer Panikattacke unter Atemnot und achtundvierzig Prozent unter Erstickungsgefühlen. Der Brustkorb verhärtet sich, und das führt zu einem Enge- oder Schweregefühl im Brustraum. Manche Betroffene haben den Eindruck, dass sie nicht genug Luft bekommen, und versuchen mit aller Kraft, mehr Luft in ihre Lungen zu saugen. Wenn der Sauerstoff, den wir einatmen, nicht durch die entsprechenden Anstrengungen beim Kämpfen oder Weglaufen verbraucht wird, kommt es zu Symptomen wie Prickeln in Fingern und Zehen (bei achtunddreißig Prozent der Befragten), Schwindel oder dem Gefühl,»nicht ganz da« zu sein und den Boden unter den Füßen zu verlieren. Wenn wir Angst haben, nicht genug Luft zu bekommen, und deshalb noch tiefer und angestrengter atmen, dann nehmen wir mehr Sauerstoff auf, als wir brauchen.

Inwiefern hilft uns das in einer gefährlichen, Angst auslösenden Situation? Wenn wir schnell weglaufen müssen, dann braucht unser Körper so viel Sauerstoff wie möglich. Eine tiefe, schnelle Atmung sorgt dafür, dass wir ihn bekommen. Man sieht manchmal, dass Sportler vor einem Rennen einige tiefe Atemzüge machen, damit ihr Körper für die bevorstehende Anstrengung optimal mit Sauerstoff versorgt ist.

ZITTERN

... ich ging zum Bingospielen in ein Lokal. Aber ich konnte mich überhaupt nicht konzentrieren. Meine Hände fingen an zu zittern. Ich versuchte die Nummer auf der Karte anzukreuzen. Aber irgendwie ging es nicht. »*Reiß dich zusammen, Mensch*«*, sagte ich zu mir selbst. Ich hab die Nummer einfach nicht geseh'n, wissen Sie. Und meine Hände haben gezittert, und mein ganzer Körper ...*
Ann P.

Siebzig Prozent der Panikpatienten geben an, während einer Attacke heftig zu zittern. Das lässt sich auf den erhöhten Adrenalinspiegel und die starke Erregung zurückführen. Das Zittern ist ein Zeichen dafür, dass die Betroffenen über genügend Energie und Spannung verfügen, um der Gefahr gewachsen zu sein. Da ihnen jedoch die Möglichkeit fehlt, diese Energie und Spannung in geeigneter Weise umzusetzen oder abfließen zu lassen, beginnen sie heftig zu zittern.

Wenn wir nicht weglaufen oder kämpfen, dann haben wir in unseren Armen und Beinen mehr Sauerstoff, als wir verbrauchen können. Dadurch beginnen wir zu zittern, oder wir bekommen weiche Knie oder »Gummibeine«. Wenn wir still sitzen bleiben, haben wir ein ganz unangenehmes Gefühl, da wir die Energie, mit der uns die Natur versorgt hat, nicht verbrauchen.

Manche Betroffene haben sich angewöhnt, schnell zu rennen, wenn sie in Panik geraten; sie sagen, dass ihnen das hilft, auch wenn andere Leute das vielleicht komisch finden. Auf diese Weise verbrauchen sie die zusätzliche Energie, und sie fühlen sich besser. Ich möchte diese Methode aber nicht als Heilmittel empfehlen, da sie die Betroffenen darauf festlegt, bei den ersten Anzeichen einer herannahenden Panikattacke eine »Ich-muss-hier-raus«-Haltung einzunehmen und die Flucht zu ergreifen.

SCHWITZEN

Auch unsere Drüsen sind von der Angstreaktion betroffen. Wir schwitzen, oder uns wird abwechselnd heiß und kalt, damit unser Körper sich nicht überhitzt. Es funktioniert genau wie bei einem Thermostat. Zweiundsechzig Prozent der befragten Panikpatienten klagen über starkes Schwitzen während einer Attacke und sechsundfünfzig Prozent leiden unter Hitzewallungen. Die Speicheldrüsen in unserem Mund trocknen aus, und wir bekommen einen trockenen Mund. Manchmal berichten Betroffene, sie hätten einen seltsamen Geschmack im Mund, z.B. einen metallischen oder pfefferminzartigen Geschmack. Andere stellen fest, dass ihr Körper während einer Panikattacke einen besonderen Geruch absondert.

SPANNUNGSGEFÜHLE, ERSTICKUNGSGEFÜHLE UND SCHLUCKBESCHWERDEN

Manchmal spannen sich bestimmte Muskelgruppen an, z.B. die Arm- und Beinmuskeln oder die Bauchmuskeln, die Nackenmuskeln oder die Brustmuskulatur. Achtundsechzig Prozent der Betroffenen berichten von solchen Spannungszuständen. Wenn sich die Muskulatur des vorderen Halsbereichs anspannt, die Speicheldrüsen austrocknen und der Patient gleichzeitig heftig und tief atmet, dann kommt es häufig (bei einundsechzig Prozent der Patienten) zu Erstickungsgefühlen oder Schluckbeschwerden.

Der erhöhte Muskeltonus kann ein unwillkürliches Zucken oder Zittern hervorrufen. Wenn wir kämpfen oder fliehen müssen, dann muss unser Körper angespannt sein. Wenn wir um unser Leben rennen, brauchen wir nicht gleichzeitig zu essen. Darum macht es nichts, wenn unser Mund trocken ist, denn der Speichel wird ja hauptsächlich deshalb produziert, damit wir unsere Nahrung besser kauen und schlucken können.

KOPF UND AUGEN

Achtundvierzig Prozent der Betroffenen klagen über Schwindelgefühl und Gleichgewichtsstörungen. Sie halten sich oft an irgendetwas fest, weil sie befürchten, umzufallen. Ein Mann, den ich behandelte, berichtete, er habe sich einmal wähend einer Panikattacke an einen Pfosten geklammert, an dem normalerweise Schiffe vertäut werden.

Manche können während einer Attacke nur verschwommen sehen oder sehen Dinge verzerrt; andere klagen darüber, dass sie schlecht lesen können, besonders, wenn sie etwas nah vor Augen haben.

Hat Ihnen schon mal ein Augenarzt ein paar Tropfen Flüssigkeit ins Auge geträufelt, damit sich die Pupillen weit öffnen und er Ihre Augen besser untersuchen kann? Ihre Pupillen bleiben auch nach der Untersuchung noch einige Stunden so weit geöffnet, und die Welt um Sie herum sieht ein bisschen seltsam aus. Sie reagieren sehr empfindlich auf Licht, können schlecht lesen und fühlen sich unsicher, wenn Sie laufen. Sie möchten sich am liebsten irgendwo im Dunkeln verstecken, bis Ihre Pupillen wieder normal arbeiten.

Bei der Angstreaktion öffnen sich die Pupillen weit (das liegt an dem erhöhten Adrenalinspiegel). Dadurch strömt mehr Licht in das Augeninnere ein, und das dient dazu, dass so viel wie möglich von der Umgebung wahrgenommen wird, damit Sie die drohende Gefahr genau erkennen. Auch die Muskeln, die das Auge fokussieren, spannen sich an und stellen den Fokus so ein, dass man die Dinge, die sich zwischen drei und zehn Metern entfernt befinden, besonders gut erkennt. Das ist sehr nützlich, wenn man sich in einer Schlacht befindet oder gegen wilde Tiere kämpft (aber nicht, wenn man in einem Büro arbeitet und lesen und schreiben muss). Die unbewussten Steuerungsmechanismen des menschlichen Körpers scheinen so programmiert zu sein, dass sie in einer Gefahrensituation für optimale Sicht in mittlerer Distanz sorgen.

ÜBEREMPFINDLICHKEIT

Ich wurde überempfindlich, konnte keinen Lärm mehr ertragen und keine Berührungen. Auch nicht, dass der Fernseher an war. Ich konnte es nicht ertragen, die Laken auf meinem Bett zu spüren – noch nicht einmal die Haare auf meinem Kopf.
J. S.

Wenn wir große Angst haben, sind wir viel wachsamer als sonst und reagieren viel empfindlicher auf Licht und Geräusche. Schon das Klingeln des Telefons lässt uns zusammenfahren. Wenn wir so empfindlich sind, dann reagieren wir oft auch sehr gereizt auf die Menschen um uns herum. Man hat mir von zwei Soldaten erzählt, die von einem Einsatz in Nordirland zurückgekehrt waren und zu Hause in England eine Straße entlanggingen. Ein Auto, das in ihrer Nähe stand, hatte beim Anlassen eine Fehlzündung. Es gab einen lauten Knall, und beide warfen sich unverzüglich zu Boden. Es ist sehr nützlich, hypersensibel zu sein, wenn Kugeln in der Gegend herumfliegen und hinter jeder Ecke Gefahr lauert. Der erhöhte Adrenalinspiegel in unserem Blut hilft uns, schneller zu laufen und besser zu sehen und zu hören. Das Adrenalin befähigt uns dazu, Gefahren besser zu erkennen und schneller auf sie zu reagieren – wenn wir es jedoch nicht verbrauchen, dann empfinden wir die intensiven Sinneseindrücke, die unkontrolliert auf uns hereinstürzen, als sehr belastend.

BÖSE VORAHNUNGEN

Manchmal haben Menschen in einer Paniksituation das schreckliche Gefühl, dass etwas Grauenhaftes, Unheilvolles geschehen wird. Da es bei der Angstreaktion darum geht, Gefahren zu erkennen und Tod und Verletzung zu entgehen, ist es nicht verwunderlich, dass Betroffene in dieser Situation auch Ahnungen von drohendem Unheil und Zerstörung haben. Dazu

kommt noch die Angst vor dem, was ihnen während der Panikattacke Schreckliches passieren könnte.

KONZENTRATIONSVERLUST

*Ich versuche mich auf die Unterhaltung zu konzentrieren, die ge-
rade stattfindet, denn wenn man so sehr mit sich selbst beschäftigt ist, neigt man dazu, innerlich abzudriften. Du driftest ab in
deine eigene kleine Welt – wie du dich fühlst, wie schnell dein
Herz schlägt und das alles.*
Y. A.

Es fällt den Betroffenen sehr schwer, sich auf Dinge wie Lesen
oder Gespräche zu konzentrieren, weil sie so viel Energie darauf verwenden, sich mit ihren körperlichen Symptomen zu beschäftigen.

Manche haben während einer Panikattacke auch den Eindruck, dass sie ihre Gedanken nicht kontrollieren können, dass
sie keine wohlüberlegten Entscheidungen mehr treffen können
und dass ihre Gedanken sich förmlich zu überschlagen scheinen. Das ist nicht verwunderlich, denn die Angstreaktion macht
uns überaus wachsam und beschleunigt viele unserer körperlichen Funktionen – auch unser Denkvermögen. Wir müssen
unsere ganze Aufmerksamkeit darauf konzentrieren, woher uns
Gefahr droht und wie wir ihr entrinnen können, und können es
uns nicht leisten, lange nachzudenken und wohl überlegte Entscheidungen zu treffen. Auch unser Verstand scheint sozusagen
auf den Gefahrenmodus umzuschalten – weg mit dem ganzen
intellektuellen Kram!

REALITÄTSVERLUST

Fünfzehn bis zwanzig Prozent der Betroffenen leiden unter Gefühlen von Realitätsverlust oder »Depersonalisation«. Sie haben den Eindruck, dass die Welt um sie herum unwirklich oder

seltsam ist oder dass sie ein anderer Mensch geworden sind. Ein Mann formulierte es einmal so: »Ich fühlte mich irgendwie unwirklich, so als ob ich nicht dazugehörte, sondern alles nur von außen beobachtete. Meine Stimme kam mir fremd vor, sie schien gar nicht zu mir zu gehören.« Solche Erfahrungen können sehr beängstigend sein und das Selbstvertrauen eines Menschen untergraben. Einige Fachleute sind der Meinung, dass Gefühle von Realitätsverlust eine Möglichkeit sind, sich selbst emotional von der Gefahr zu distanzieren; das ist jedoch nicht eindeutig belegt.

Ist die Angstreaktion gefährlich?

Es gibt noch andere Begleiterscheinungen der Angstreaktion, die ich in diesem Kapitel nicht erwähnt habe, aber ich habe mich bemüht, die wesentlichen Symptome abzudecken. Sie sind alle sehr real und konkret, aber sie dienen alle ein- und demselben Zweck – uns vor Gefahr zu schützen. Viele Menschen, die unter Panikattacken leiden, meinen, dass die Symptome gefährlich seien, weil sie so stark sind. Aber welchen Sinn hätte es, über eine »automatische« Angstreaktion zu verfügen, wenn sie uns schaden würde? Der phantastische Schutzmechanismus, der uns davor rettet, von einem wütenden Löwen zerfleischt zu werden, sollte uns umbringen, nachdem wir uns in Sicherheit gebracht haben? Das hätte doch überhaupt keinen Sinn. Ja, die Symptome sind sehr stark – das müssen sie auch sein, wenn sie uns dazu verhelfen sollen, einer Gefahrensituation zu entrinnen. Aber in sich selbst stellen sie keine Bedrohung dar.

Sekundärreaktionen auf Panikattacken

Einige Gefühle gehören nicht unmittelbar zur Angstreaktion, treten jedoch als Folgeerscheinung auf. Oft kommt es bei Patienten, die unter sehr häufigen Panikattacken zu leiden haben, zu Gefühlen von Ohnmacht und Verzweiflung. Wenn plötzlich Panikattacken über einen Menschen hereinbrechen und sein bisheriges Leben ruinieren, dann ist es nur allzu verständlich, dass er davon überzeugt ist, es gäbe für ihn keine Hoffnung mehr. Die folgenden drei Sekundärreaktionen sind besonders verbreitet.

ZWANGSVORSTELLUNGEN

Zwanghafte Gedanken können sehr deprimierend und kräftezehrend sein. Sie kommen, ohne dass der Betroffene es will. Sie sind das genaue Gegenteil von dem, was er gern denken möchte. Sie richten sich oft gegen das, was der Betroffene am meisten liebt oder was ihm am kostbarsten ist. Eine Mutter, die ihr Baby liebt, wird beispielweise von der Vorstellung gequält, dass sie es ersticht oder erwürgt. Solche Gedanken findet sie natürlich furchtbar. Oder ein Ehemann hat den immer wiederkehrenden Gedanken, seiner Frau Schaden zuzufügen. Manche Patienten leiden unter der Zwangsvorstellung, irgendetwas Dummes zu tun, das ihre Karriere zerstört. Solche Gedanken sind immer von starken Emotionen begleitet, und Betroffene, die unter ihnen leiden, haben oft Angst, diese Zwangsvorstellungen könnten eines Tages so stark werden, dass sie sie in die Tat umsetzen. Es sind jedoch nur Gedanken, Vorstellungen, die weit über das normale Maß hinaus gesteigerte allgemein menschliche Verhaltensweisen zum Inhalt haben.

Menschen, die Angst vor diesen zwanghaften Gedanken haben, versuchen oft, sie gewaltsam zu verbannen. Die Zeit und Anstrengung, die sie das kostet, hat jedoch in Wirklichkeit zur

Folge, dass die Gedanken, denen so viel Aufmerksamkeit gewidmet wird, nur umso machtvoller auftreten. Viele Menschen kennen angenehme Zwangsvorstellungen (z.b. sexueller Art); meist machen sie sich deswegen keine Sorgen und versuchen auch nicht, sie zu verbannen. Es ist nicht verwunderlich, dass ein Mensch, der unter Druck steht und unter Panikattacken leidet, eher unangenehme Zwangsvorstellungen hat; für den Betreffenden kann das jedoch sehr beängstigend sein.

VERGESSLICHKEIT

Auch Vergesslichkeit ist ein Faktor, über den viele Angstpatienten klagen. Die Betreffenden denken oft, ihre Vergesslichkeit sei ein Anzeichen dafür, dass sie den Verstand verlieren. In Wirklichkeit rührt die Vergesslichkeit jedoch zum Teil daher, dass sie so mit ihren Problemen und Symptomen beschäftigt sind, dass die Belange des täglichen Lebens daneben an Bedeutung verlieren. Jemand, der seine eigene Vergesslichkeit als Anzeichen dafür deutet, dass er »nicht mehr alle Tassen im Schrank« hat, neigt oft auch zu übertriebener Besorgnis. Er registriert es jedes Mal voll Schrecken, wenn er irgendetwas vergessen hat, auch wenn es sich um Vorkommnisse handelt, an die er früher keinen Gedanken verschwendet hätte.

ERSCHÖPFUNG

Wenn man ständig mit dieser schrecklichen Angst konfrontiert ist, dann raubt einem das alle Kraft. Die täglichen Aufgaben scheinen einem dann gigantische Ausmaße anzunehmen; einen Korb Wäsche in die Maschine zu stecken kann dann schon ein kaum lösbares Problem sein.
C. F.

Der Betroffene muss all seine Kräfte aufwenden, um Panikgefühle zu bekämpfen und ihnen zu widerstehen. Es fällt ihm immer schwerer, sein tägliches Leben zu bewältigen.

Bitte nehmen Sie mir meine Angst!

In diesem Kapitel habe ich mich bemüht, den größten Teil der Symptome zu benennen, die während einer Panikattacke auftreten können. Nicht jeder Betroffene erlebt all diese Symptome; meine Liste sollte jedoch so vollständig wie möglich sein, damit sie möglichst viele der Gefühle umfasst, unter denen die Betroffenen leiden können. Panikpatienten wünschen sich häufig, dass all diese unangenehmen Gefühle einfach verschwänden, ein für allemal, oder dass irgendjemand sie davon befreien könnte, so wie ein Chirurg ein Krebsgeschwür entfernt. Unsere Angstreaktion loszuwerden würde jedoch wahrscheinlich bedeuten, unser Leben zu verlieren.

Das Problem besteht darin, dass sie zum verkehrten Zeitpunkt ausgelöst wird.

Ich möchte noch einmal betonen, dass die körperlichen Symptome als solche vollkommen natürlich und harmlos sind – auch wenn sie für einen Betroffenen, der nicht erkennen kann, wodurch sie ausgelöst wurden, sehr beängstigend sein können.

Eine zusätzliche Quelle der Angst sind die allgemein verbreiteten falschen »Glaubenssätze«, auf die ich in Teil II eingehen möchte.

TEIL II
FALSCHE GLAUBENSSÄTZE

5. WAS PANIK NICHT IST

Im Wesentlichen beruht Angst auf dem Glauben, dass Gefahr droht. Der eine, der eine Panikattacke hat, glaubt vielleicht, dass ihm ein Herzinfarkt bevorsteht, und der andere, dass er den Verstand verliert oder einen Nervenzusammenbruch erleidet. Der Gedanke an eine drohende Gefahr ist allgegenwärtig, verschiedene Menschen stellen sich jedoch während einer Panikattacke verschiedene Arten von Gefahr vor.

Panik ist nicht das, was sie zu sein scheint

Manchmal irren wir uns. Nehmen Sie den Mann in der Londoner U-Bahn-Station. Es war Hauptverkehrszeit. Die U-Bahn fuhr ein. Sie war ganz voll, die Leute standen dicht an dicht. Aber er dachte, er könnte sich vielleicht noch hineinquetschen und probierte es. Als er mit dem Rücken zur Tür stand und darauf wartete, dass sie sich schloss, schob sich zu seiner großen Überraschung noch eine weitere Person in den Wagen und blieb hinter ihm stehen. Im selben Moment spürte er, wie sich ein kaltes Stück Stahl in seinen Rücken bohrte. Er hatte schon einiges über Raubüberfälle und Gewalt in der U-Bahn gehört. Sollte er jetzt umgebracht werden? Würde der Unbekannte ihn dazu auffordern, ihm seine Brieftasche zu geben? Kalter Schweiß stand auf seiner Stirn. Er begann zu zittern. Er nahm all seine Kraft zusammen und drehte sich langsam um, bereit, dem Übeltäter ins Gesicht zu sehen, und rechnete jeden Moment damit, dass das Messer seinen Rücken durchbohren würde. Und dann ... glaubte er seinen Augen nicht zu trauen. Hinter ihm stand eine kleine alte Dame mit einem Regenschirm unter dem Arm, und was er in seinem Rücken gefühlt hatte, war die Spitze dieses Regenschirms gewesen! Er hatte sich geirrt.

Solange der Mann glaubte, dass ein Dieb mit einem Messer hinter ihm stand, schwitzte und zitterte er, und sein Herz raste – er hatte Angst. Aber als er die kleine alte Dame sah, änderten sich seine Gefühle sofort; er war erleichtert und dachte, dass es wirklich dumm von ihm gewesen war, so einen Unsinn zu glauben.

Lassen Sie mich an dieser Stelle eine Behauptung aufstellen (ich weiß, es fällt Ihnen wahrscheinlich nicht leicht, mir zu glauben): Eine Panikattacke ist im Grunde genommen so etwas wie diese alte Dame mit Regenschirm – erschreckend und furchterregend, solange man nicht weiß, was es ist, aber völlig harmlos, sobald man es weiß.

Aber eine Panikattacke ist doch so ein schreckliches Erlebnis! Es muss etwas ganz Schlimmes sein, was da passiert!

Ja, Panikattacken sind etwas sehr Beängstigendes. Ja, die Gefühle sind sehr, sehr stark. Ja, sie scheinen einen völlig grundlos zu überfallen, wie ein Blitz aus heiterem Himmel. Ja, die Betroffenen haben den starken Wunsch, irgendetwas zu tun, damit »es« nicht mehr passiert. Aber – Panikattacken sind nicht das, was sie zu sein scheinen. Sie lösen keinen Nervenzusammenbruch aus, keinen Schlaganfall, keinen Herzinfarkt. Man verliert nicht die Kontrolle über sich selbst, fällt nicht in Ohnmacht, macht sich nicht lächerlich. Man hat den Eindruck, dass so etwas geschehen muss, aber es geschieht nicht. In den nächsten beiden Kapiteln möchte ich genauer auf die falschen Glaubenssätze eingehen, die viele Betroffene sich zu eigen gemacht haben.

Irrtum Nr. 1: »Das hört nie mehr auf«

Eine besonders weit verbreitete Befürchtung ist, dass die Panik von allein nie wieder aufhören würde. Panikgefühle entstehen unvermittelt und werden stärker und stärker, solange, bis die Betroffenen irgendetwas unternehmen, um sie wieder loszuwerden. Vielleicht verlassen sie fluchtartig den Supermarkt, wenn das der Ort ist, an dem ihre Angst am größten ist, vielleicht setzen oder legen sie sich hin, vielleicht lenken sie sich ab, rufen den Arzt oder nehmen Tranquilizer – was auch immer die Angst wieder abklingen lässt. Wenn sie wieder ruhiger geworden sind, haben sie den Eindruck, dass die Attacke immer weitergegangen und dass an ihrem Höhepunkt das befürchtete schlimme Ereignis (s. o.) eingetreten wäre, wenn sie nicht eingegriffen und etwas dagegen unternommen hätten. Aber die Betroffenen meinen nur, dass es so ist – in Wirklichkeit stimmt das gar nicht.

Was ist eine normale Panikattacke? *Abbildung 5* zeigt, was während einer Panikattacke geschieht. Die Panikgefühle steigern sich so lange, bis der Patient sie kaum noch ertragen kann. Er scheint nicht mehr klar denken zu können und möchte nur noch davonlaufen (die Angstreaktion). Wenn der Patient jedoch nicht »flieht«, sondern seine Angst zulässt, dann nehmen die Panikgefühle langsam von selbst wieder ab.

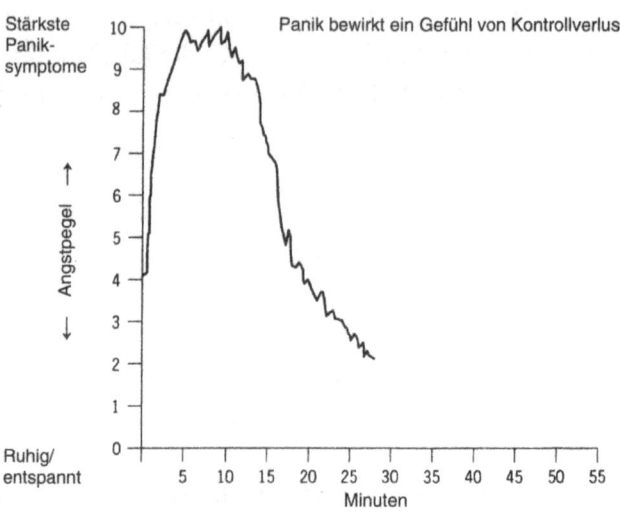

Abb. 5: *Eine normale Panikattacke*

Einige nackte Tatsachen

Drei psychologischen Studien[16, 17, 18] zufolge, in denen Panikpatienten darüber Auskunft gaben, wie es ihnen vor und nach ihren Panikattacken erging, beträgt die durchschnittliche Länge einer Panikattacke vierundzwanzig Minuten. Bei siebzehn Prozent der Betroffenen waren die Attacken kürzer als fünf Minuten, bei vierzig Prozent kürzer als zehn Minuten, bei fünfundsiebzig Prozent kürzer als dreißig Minuten und bei neunzig Prozent kürzer als eine Stunde.

Unser Körper sorgt selbst dafür, dass eine Panikattacke wieder vorübergeht. Bei der kleinen Anzahl von Patienten, deren Panikattacken über eine halbe Stunde dauerten, habe ich oft Folgendes festgestellt: Ihre Bemühungen, gegen die Panikattacken anzukämpfen, waren der Hauptgrund dafür, dass sie so lange dauerten. Sie versuchten die Panikattacken zu unter-

66

drücken, zu stoppen oder zu analysieren. Solche Bemühungen führen jedoch nur dazu, dass eine Attacke länger dauert, als sie normalerweise dauern würde; außerdem kosten sie sehr viel Kraft. Wenn man dagegen eine Panikattacke sozusagen »über sich ergehen lässt«, ohne gegen sie anzukämpfen, dann kann sie ihren normalen Verlauf nehmen. Claire Weekes, die einige der besten Bücher über Angst geschrieben hat (siehe Anmerkungen Nr. 26), gebraucht folgenden Vergleich:

»Wenn wir eine Panikattacke zulassen, dann erlauben wir gewissermaßen, dass eine Welle uns erfasst und mitnimmt, statt dass wir versuchen, gegen sie anzuschwimmen.«

Eine Panikattacke ist in vieler Hinsicht so wie Weinen. Stellen Sie sich vor, ein Arbeitskollege oder Freund ist gestorben. Ihnen ist vielleicht nach Weinen zumute, wenn Sie am Abend allein in Ihrer Wohnung sind und daran denken. Das ist ganz normal. Wenn Sie Ihre Tränen zulassen, dann weinen Sie vielleicht ein paar Minuten lang oder auch etwas länger. Aber auch wenn die Gefühle sehr stark sind, werden sie schließlich wieder aufhören zu weinen. Wenn Sie sich selbst erlauben, Ihrem Schmerz Ausdruck zu verleihen, dann wird er vorübergehen. Wenn Sie den Dingen ihren Lauf lassen, dann werden sie sich von selbst regeln. Und was geschieht, wenn Sie gegen den Schmerz ankämpfen und versuchen, Ihre Tränen zu unterdrücken? Es gelingt Ihnen vielleicht eine Zeit lang, aber dann kommt der Wunsch zu weinen wieder. Sie kämpfen wieder dagegen an – es hört auf, aber bald darauf ist es wieder da. Auf diese Weise hält der Wunsch zu weinen viele Stunden lang an. Mit anderen Worten: Wenn Sie gegen Ihre Gefühle ankämpfen, kommen sie immer wieder; wenn Sie Ihre Gefühle zulassen, wenn Sie erlauben, dass sie ihren normalen Verlauf nehmen, dann gehen sie viel schneller vorüber. Genauso ist es mit Panik. Panik ist eine zeitlich begrenzte Reaktion.

6. FALSCHE GLAUBENSSÄTZE IN BEZUG AUF TOD UND KRANKHEIT

In den nächsten drei Kapiteln werde ich versuchen, auf die hauptsächlichen Befürchtungen in Bezug auf Panikattacken einzugehen. Das heißt, sie stecken voller Informationen. Bitte fühlen Sie sich frei, nur die Teile zu lesen, die für Sie von Interesse sind.

Irrtum Nr. 2: »Es ist mein Herz«

Ich bekomme einen Herzanfall. Diesmal ist es ein schwerer. An diesem Herzanfall werde ich sterben.

Panikattacken erinnern in vieler Hinsicht an Herzattacken. Auch bei Herzattacken kommt es zu Herzrasen, Schmerzen im Brustbereich, Schweißausbrüchen und Atemnot. Früher wurden Panikattacken auch als »kardiale Neurosen« bezeichnet, da ihre Symptome denen einer Herzkrankheit ähneln. Nach ihrer ersten Panikattacke rufen die Betroffenen oft ihren Hausarzt, der dann vorbeikommt und sie untersucht. Zum großen Erstaunen der Patienten kann der Arzt meist nichts Auffälliges feststellen. Ihr Zustand deutet nicht auf einen Herzanfall hin. Aber die Diagnose »Mit Ihnen ist alles in Ordnung« ist für jemanden, der gerade solch eine schreckliche Attacke erlebt hat, natürlich sehr unbefriedigend. Um den Patienten zufrieden zu stellen, oder um ganz sicher zu gehen, überweist der Hausarzt ihn dann vielleicht doch an einen Herzspezialisten.

Es dauert natürlich einige Zeit, bis der Patient einen Termin bekommt; dann werden die üblichen Untersuchungen gemacht, und schließlich teilt der Kardiologe dem Hausarzt mit, dass keine Herzerkrankung vorliegt – vielleicht hat der Patient leichte Herzrhythmusstörungen (ab und zu »überspringt« das Herz einen Schlag) oder leicht erhöhte EKG-Werte, aber nichts, das klinisch von Bedeutung ist. Der Arzt sagt seinem Patienten dann, die EKG-Werte seien leicht erhöht, er sei jedoch klinisch völlig gesund.

Der Patient geht vielleicht mit dem Gefühl nach Hause, dass er in Wirklichkeit doch ernstlich krank ist, dass die Ärzte etwas übersehen haben, dass sie nicht kompetent sind oder dass sie ihm etwas verschweigen, und möglicherweise glaubt er weiterhin, herzkrank zu sein. Ein Panikpatient, dem man völlige Gesundheit bescheinigt, weiß schlicht und einfach nicht, was er davon halten soll. Es hat sich genauso angefühlt wie ein Herzanfall – und wenn es keiner war, was war es dann?

»Das spielt sich alles nur im Kopf ab« – dieser Satz wird leider gern im Zusammenhang mit Angst benutzt. Die Betroffenen denken oft, das bedeutet: »Das bilden Sie sich alles nur ein.« Sie versuchen sich selbst davon zu überzeugen, dass sie sich diese Panikattacken nur einbilden, und zweifeln nicht selten an ihrem eigenen Verstand. Die Symptome waren doch so real – mein Herz hat geschlagen wie verrückt, ich habe kaum noch Luft bekommen –, wie kann ich mir das denn alles nur eingebildet haben?

Natürlich sind die Symptome echt – Fieber, Schweißausbrüche, beschleunigter Herzschlag, all diese Symptome treten wirklich auf und lassen sich eindeutig diagnostizieren. Statt »das spielt sich alles nur im Kopf ab« sollte man besser sagen: »Das hat seelische Ursachen« oder: »Das ist ein psychosomatisches Problem.« Die Symptome einer Panikattacke sind körperlicher Art und sehr real; sie haben jedoch emotionale Ursachen und sind nicht Folgen einer körperlichen Erkrankung.

Wie kann man feststellen, ob es sich um einen Herzanfall oder eine Panikattacke handelt? In beiden Fällen hat der Patient Schmerzen im Brustbereich, sein Herz schlägt bedeutend schneller als sonst und er leidet unter Atemnot. »Schmerzen in der Brust sind eines der charakteristischsten und wichtigsten Symptome bei der Diagnose einer Herzattacke«, sagt Dr. P. Kezdi, Professor für Medizin an der Wright State University School of Medicine, »sie sind jedoch auch das Symptom, das am häufigsten falsch interpretiert wird. Es gibt über hundert Gründe für ›Herzschmerzen‹, und eine koronare Herzerkrankung ist nur einer von ihnen.«

Es gibt frühe Warnsignale, die auf eine Herzkrankheit hindeuten, und es gibt auch falsche Signale. Es ist typisch für uns Menschen, die echten Signale zu ignorieren und die falschen Signale viel zu wichtig zu nehmen. Man kann daher nicht genug betonen, dass es Ihnen allein unmöglich ist, die wahre Bedeutung eines Symptoms oder Signals zu erkennen. Sie brauchen die Diagnose eines Fachmanns, nämlich Ihres Arztes.
P. Kezdi[19]

Mit anderen Worten: Man sollte die Symptome, die man möglicherweise bei sich selbst feststellt, nicht überbewerten, sondern sich auf das Urteil des Hausarztes oder des Kardiologen verlassen. Sie sind Fachleute, und sie wissen, wovon sie reden. Trotzdem gibt es gewisse Anzeichen, die darauf hindeuten, dass ein Patient nicht unter Herzattacken leidet, sondern unter Panikattacken.

Wenn sie in bestimmten Situationen auftreten (zum Beispiel, wenn wir uns abends ausruhen, wenn wir in einer Schlange warten müssen, wenn wir über unsere Probleme nachdenken, wenn wir zu Hause Streit hatten) oder an bestimmten Orten (in Geschäften, Bussen, Aufzügen, in der Kirche oder beim Friseur), dann handelt es sich wahrscheinlich um Panikattacken, nicht um Herzattacken. Panik ist immer an bestimmte Auslöser gebunden (auch wenn wir sie vielleicht nicht alle kennen), Herzattacken stehen nicht in so engem Zusammenhang mit bestimmten auslösenden Situationen oder Ereignissen.

Zu dieser Regel gibt es eine Ausnahme. Die Symptome einer Herzerkrankung können schlimmer werden, je mehr man sich anstrengt. Auch Panikattacken können während einer körperlichen Anstrengung auftreten, sie treten jedoch normalerweise auch zu anderen Gelegenheiten auf. Wenn wir uns anstrengen, beispielsweise, wenn wir eine Treppe hochsteigen oder wenn wir an einem kalten Morgen verhältnismäßig schnell gehen, dann ist es nur normal, dass unser Herz schneller schlägt und unser Atem schneller und tiefer wird. Wenn das jedoch die einzige Situation ist, bei der jemand Schmerzen in der Brust verspürt, dann sollte der Betreffende einen Arzt zu Rate ziehen, denn möglicherweise leidet er wirklich unter einer Herzkrankheit. (Mit »Schmerzen in der Brust« meine ich Druck- oder Schweregefühl hinter dem Brustbein oder Schmerzen oder Brennen zwischen den Schulterblättern, das manchmal in den Nacken, den Kiefer, die linke Schulter und an der Innenseite des linken Armes bis zum Ellbogen hinunter ausstrahlt.) Wenn jemand jedoch über einen längeren Zeitraum bei sich selbst einen beschleunigten Herzschlag beobachtet hat, ansonsten aber bei guter körperlicher Gesundheit ist, dann handelt es sich in seinem Fall wahrscheinlich eher um Panikattacken.

Ich möchte noch einmal betonen, dass es besser ist, sich mehr auf das Urteil des Arztes zu verlassen als auf sein eigenes. Eine meiner Patientinnen war äußerst besorgt, da sie der Meinung war, ihre Symptome deuteten auf eine Herzkrankheit hin. Die Schmerzen, die sie verspürte, strahlten bis in ihren rechten Arm aus, und sie war davon überzeugt, dass sie einen Herzanfall hatte. Sie musste über sich selbst lachen, als ich ihr erklärte, dass bei einem Herzanfall die Schmerzen in den linken Arm ausstrahlen!

Eine andere meiner Patientinnen hatte nachts im Bett Panikattacken. Sie dachte, es seien Herzattacken, zog sich dann immer an und fuhr zwanzig Kilometer durch die Nacht bis zur städtischen Notdienstzentrale. Dort blieb sie auf dem Parkplatz stehen, damit jederzeit ein Arzt erreichbar wäre, wenn es wirklich zu dem befürchteten Herzinfarkt käme. Sie hatte das schon zehn Jahre lang so gemacht! Ich schlug ihr vor, es doch einfach mal drauf ankommen zu lassen, und erklärte ihr, dass es wirklich wichtig sei, herauszufinden, ob ihre Befürchtungen den Tatsachen entsprachen. Mein Vorschlag lief darauf hinaus, dass sie das nächste Mal im Bett bleiben und sich selbst »sterben« lassen sollte. Schon die bloße Vorstellung war schrecklich für sie. Aber nach und nach begann sie sich für meinen Vorschlag zu öffnen, und nach einer unserer Therapiesitzungen nahm sie all ihren Mut zusammen und beschloss, dem »Tod« ins Auge zu sehen.

Es hört sich vielleicht komisch an, aber für sie war es mehr als wahrscheinlich, dass das Experiment mit ihrem Tod enden würde. Daher kostete es sie sehr viel Mut, auf meinen Vorschlag einzugehen. Nach einigen nervenzehrenden Nächten, in denen sie ihre »Herzanfälle« zugelassen hatte, ohne etwas gegen sie zu unternehmen oder in die Sicherheit des städtischen Krankenhauses zu flüchten, begriff sie, dass sie immer noch am Leben war und sich offenbar in Bezug auf die »Herzattacken« gründlich geirrt hatte. Von da an traten die Panikattacken seltener auf und wurden schwächer.

Irrtum Nr. 3: »Ich werde sterben«

Viele Jahre lang waren meine Kollegen und ich dabei, wenn Patienten Panikattacken erlitten. Das ist belastend für den Patienten und oft auch für den Therapeuten. Ich habe nie erlebt, dass eine Panikattacke irgendwelche (ernsthaften) körperlichen Folgen hatte, und sicherlich stirbt niemand an einer Panikattacke. Ich habe sehr viel Forschungsmaterial durchgearbeitet, Konferenzen besucht, mit Kollegen gesprochen und habe doch von keinem einzigen Fall erfahren, in dem eine Panikattacke zum Tod des Patienten geführt hätte.

Manche Menschen befürchten, dass sie durch ihre Panikattacken, die doch so mächtig sind und so starke Gefühle auslösen, auf die Dauer körperlich oder geistig Schaden nehmen – dass die Attacken beispielsweise einen Herzinfarkt oder Schlaganfall auslösen könnten. Aber der menschliche Körper scheint Panikattacken sehr gut zu überstehen, wieder und wieder und während eines langen Zeitraums. Die Stoffe, die während einer Panikattacke in die Blutbahn ausgeschüttet werden, einschließlich Adrenalin, werden vom Körper selbst produziert und arbeiten grundsätzlich zu seinem Schutz, nicht zu seinem Schaden. Wie Claire Weekes in ihrem Buch Peace from Nervous Suffering erklärt:»Wenn Sie wüssten, wie dick und wie kräftig Ihr Herzmuskel ist, dann würden Sie alle Furcht verlieren, dass er durch schnelleres oder kräftigeres Schlagen reißen oder Schaden nehmen könnte.«[20] Das Gleiche gilt für starke Kopfschmerzen. Auch wenn man deutlich spüren kann, wie das Blut in den Adern pulsiert, platzen sie dadurch nicht und können keine Gehirnblutungen und keinen Gehirntumor auslösen.

Auch wenn es unmöglich ist, an einer Panikattacke zu sterben, kann es doch geschehen, dass bei jemandem, der bereits zuvor an einer körperlichen Krankheit litt (z.B. an einer Herzschwäche oder schwerem Asthma), diese Krankheit durch eine

Panikattacke wieder akut wird. (Das kann übrigens auch durch jede andere Anstrengung geschehen.) Wenn ein praktischer Arzt einen Patienten an mich überweist, der nicht nur unter Panikattacken, sondern auch an einer körperlichen Erkrankung leidet, dann frage ich ihn normalerweise, ob der Patient seiner Ansicht nach dazu ermutigt werden sollte, eine Panikattacke ausdrücklich zuzulassen und durchzustehen. Meist ist der behandelnde Arzt der Meinung, dass der Patient ohne eine Therapie in weitaus stärkerem Ausmaß unter Panikattacken zu leiden hätte und dass eine Therapie, durch die er seine Angst überwindet, für ihn die beste Möglichkeit ist. In solchen Fällen (die eher die Ausnahme als die Regel sind) kann ein schrittweiser Ansatz, bei dem der Patient nicht seiner ganzen Angst auf einmal ausgesetzt ist, sich als vorteilhafter erweisen.

Irrtum Nr. 4: »Ich werde in Ohnmacht fallen«

Wenn die Symptome sich verstärken, insbesondere Schwindelgefühl, Übelkeit und getrübtes Sehvermögen, dann sind die Betroffenen meist davon überzeugt, dass sie das Gleichgewicht verlieren oder gar ohnmächtig werden. Sie versuchen sich selbst zu stabilisieren, halten sich an irgendetwas fest oder setzen sich hin, damit es nicht so weit kommt. Andere Menschen, die in ihrer Nähe sind, schenken ihnen Glauben; Verkäufer oder hilfsbereite Partner schieben ihnen einen Stuhl hin oder führen sie an die frische Luft. Ich habe sogar in ein paar Selbsthilfebüchern über Angst den Satz gelesen: »Das Schlimmste, was Ihnen passieren kann, ist, dass Sie ohnmächtig werden.« Das ist einfach nicht wahr – niemand wird während einer Panikattacke ohnmächtig.

Vielleicht sagt jemand: »Ich erinnere mich genau daran, dass ich vor fünf Jahren während einer Panikattacke ohnmächtig wurde.« Aber wurde er wirklich ohnmächtig? Oder beinahe ohnmächtig? Hat er wirklich das Bewusstsein verloren? Vielleicht sind die Betreffenden in der Vergangenheit aus anderen Gründen einmal ohnmächtig geworden – während einer Schwangerschaft, wegen hohen Blutdrucks oder aufgrund einer Anämie, nach einem Saunabesuch oder weil sie zu schnell aufgestanden sind –, aber sicher nicht durch die Panikattacke selbst. Diese körperlichen Ursachen liegen jetzt vielleicht nicht mehr vor, aber weil der Betreffende in der Vergangenheit einmal ohnmächtig geworden ist, befürchtet er, das könnte wieder geschehen. Ich kann jedoch nur wiederholen, dass es unmöglich ist, aufgrund einer Panikattacke ohnmächtig zu werden.

Zu dieser Regel gibt es allerdings ebenfalls eine Ausnahme. Sie betrifft Menschen, die extrem ängstlich auf alles reagieren, was irgendwie mit medizinischer Behandlung zu tun hat – auf Krankenhäuser, Spritzen, den Anblick von Blut usw. Während einer Panikattacke steigert sich normalerweise das Energieniveau des Körpers – der Herzschlag beschleunigt sich, der Atem geht schneller, wir geraten ins Schwitzen usw., und der Blutdruck erhöht sich. Zu einer Ohnmacht kommt es jedoch dann, wenn der Blutdruck sehr niedrig ist.

Wenn manche Menschen Blut sehen, dann verlangsamt sich ihr Herzschlag und ihr Blutdruck fällt rapide. Es geschieht nicht nur im Film, dass Medizinstudenten, die das erste Mal im Operationssaal sind, beim Anblick von Blut in Ohnmacht fallen. Auch in der Realität kann es vorkommen, dass Menschen ohnmächtig werden, wenn sie Blut oder Spritzen sehen. Es ist möglich, diese Reaktion mit der Zeit zu überwinden, wie Ihnen einige Chirurgen bestätigen können. In jedem Fall trifft diese Ausnahme von der Regel nur auf wenige Menschen zu. Während einer Panikattacke ist der Patient so angespannt, dass er gar nicht ohnmächtig werden kann; der Körper funktioniert einfach nicht so. Die Betroffenen sind zu erregt und reagieren zu heftig und überreizt, um ohnmächtig werden zu können.

Als ich den ersten Entwurf für dieses Kapitel verfasste und mich mit der Frage beschäftigte, ob es möglich sei, aufgrund einer Panikattacke ohnmächtig zu werden, schrieb ich: »Es gibt zwei Ausnahmen zu dieser Regel.« Die zweite Ausnahme, die ich anführen wollte, betraf Menschen, die während einer Panikattacke ernstlich hyperventilieren. Dann las ich eine interessante Studie von drei niederländischen Forschern.[21] Sie wiesen zwanzig Freiwillige an, mindestens neunzig Minuten lang so schnell und tief zu atmen, wie sie konnten. Sie berichten: »Alle unsere Testpersonen hyperventilierten in einem Maße, das dem Maximum dessen entspricht, was einem Menschen möglich ist (sie erzielten eine Verringerung des Kohlendioxidgehalts im Blut um fünfundfünfzig Prozent). Das taten sie anderthalb Stunden lang. Keiner von ihnen wurde ohnmächtig und keiner von ihnen starb.« Das deutet darauf hin, dass es so gut wie unmöglich ist, ohnmächtig zu werden, während man hyperventiliert – auch wenn man sich natürlich schwindlig fühlen kann.

Irrtum Nr. 5:
»Ich werde einen Schlaganfall bekommen«

Manche Menschen halten eine Panikattacke für einen Schlaganfall, oder sie glauben, eine Panikattacke könne so schlimm werden, dass sie einen Schlaganfall auslöst. Andere wieder haben mehr Angst davor, wie es ihnen nach diesem vermeintlichen Schlaganfall ergehen wird – dass sie nur noch »Zombies« sind, die nicht mehr für sich selbst sorgen, nicht mehr reden, nicht mehr selber essen und nicht mehr selbstständig zur Toilette gehen können. Sie haben oft ältere Verwandte, die einen Schlaganfall hinter sich haben oder in einem Altenheim oder Krankenhaus gepflegt werden; das mit anzusehen hat bei diesen Patienten die heimliche Angst ausgelöst, dass es ihnen eines Tages genauso ergehen könnte. Es ist ein schrecklicher Gedanke für sie, von anderen abhängig zu sein, und in ihrer Angst stellen sie sich vor, eines Tages durch eine Panikattacke zu Schwerstbehinderten zu werden. In Wirklichkeit passiert so etwas nie.

Irrtum Nr. 6:
»Mit meinen Augen stimmt irgendwas nicht«

Was wirklich schlimm für mich war, waren diese schrecklichen Momente, wenn ich plötzlich nur noch verschwommen sehen konnte und mein Herz wie verrückt zu klopfen anfing. Das ist einfach schrecklich, kann ich nur sagen.

Wenn Patienten die Erfahrung machen, dass sie nicht mehr scharf sehen können und die Dinge »herumzuschwimmen« scheinen, dann neigen sie dazu anzunehmen, dass mit ihren Augen etwas nicht in Ordnung ist oder dass sie sogar blind werden.

Ich selbst habe nie jemanden behandelt, der durch Panikattacken blind geworden wäre, und ich habe auch nie von einem solchen Fall gelesen. Ich habe auch nie einen Blinden kennen gelernt, dessen Blindheit durch Panikattacken verursacht gewesen wäre. Es ist schwer vorstellbar, dass der Sehnerv, ein sehr starker und dicker Nerv, in irgendeiner Form durch die Angstreaktion geschädigt werden könnte. Ich habe viele Menschen kennen gelernt, die Angst davor hatten, ihre Sehschärfe einzubüßen, und davor, was das dann für Folgen für sie hätte, kann ich jedoch nur wiederholen: Panikattacken können nicht zu einer dauerhaften Beeinträchtigung des Sehvermögens führen.

7. Die »Mein-Körper-macht-mich-kaputt«-Irrtümer

In *Kapitel 4* dieses Buches habe ich gezeigt, dass unser Körper über wunderbare Mechanismen verfügt, die zu unserem Schutz dienen. Die »Mein-Körper-macht-mich-kaputt«-Irrtümer kehren diese Funktion sozusagen um. Unsere körperlichen Reaktionen haben in unseren Augen nicht länger die Funktion, uns zu schützen und zu erhalten, sondern wir betrachten sie als unseren Feind. Während einer Panikattacke bekommen die Betroffenen Angst, dass lebenswichtige körperliche Funktionen plötzlich aussetzen könnten und sie nicht mehr fähig sein würden zu atmen, zu schlucken oder sich zu bewegen. Wenn sich ihre Aufmerksamkeit auf dieses Problem konzentriert, kann das in zweierlei Hinsicht einen Teufelskreis auslösen:

– Sie versuchen zu kompensieren; wenn sie beispielsweise das Gefühl haben, nicht genug Luft zu bekommen, bemühen sie sich krampfhaft, mehr Luft in ihre Lungen zu saugen. Diese »Kompensation« bewirkt jedoch, dass sie sich noch unwohler fühlen, und behindert die natürlichen (automatischen) körperlichen Funktionen.
– Die Angst, nicht atmen, nicht schlucken, kein Wasser lassen zu können usw., verstärkt die befürchteten unangenehmen Gefühle nur noch. Wenn ein Patient z. B. befürchtet, nicht mehr schlucken zu können, wird sein Mund ganz trocken, und er bekommt tatsächlich Schluckbeschwerden – eine sich selbst erfüllende Prophetie.

Irrtum Nr. 7: »Ich werde gelähmt sein«

Ich war bei Woolworth und ging die Treppe hoch, um eine Sache zu besorgen. Ich blickte mich um und sah eine riesige Menschenmenge. Ich nahm das, was ich kaufen sollte, und wollte zur Kasse gehen, um es zu bezahlen. Meine Beine waren schwer wie Blei.
J. St.

Einige Panikpatienten berichten von Lähmungserscheinungen und davon, dass sie befürchten, möglicherweise auf Dauer gelähmt zu werden. Aber so etwas geschieht in Wirklichkeit nicht; auch in diesem Fall handelt es sich um bloße Befürchtungen. Sie basieren auf kurzen subjektiven Eindrücken, die falsch interpretiert und in der Vorstellung der Betroffenen überbewertet werden. Lassen Sie mich ein Beispiel anführen. Es kommt doch häufig vor, dass »ganz normale« Menschen morgens mit dem Gefühl aufwachen, gelähmt zu sein – sie können sich nicht bewegen oder nicht richtig atmen. Dieses Gefühl ist sehr unangenehm, aber sobald sie richtig wach werden, geht es vorbei. Wenn jemand jedoch ernsthaft zu glauben beginnt, er könne auf Dauer gelähmt bleiben, dann muss er einfach Angst bekommen.

Einer der Standardtricks von Hypnotiseuren ist, ihre Zuschauer zu Beginn der Vorstellung zu bitten, die Hände zu falten. Dann sagt der Hypnotiseur im Brustton der Überzeugung, sie würden die Hände nun nicht mehr voneinander lösen können. Was geschieht ist Folgendes: Unsere Knöchel verhaken sich ineinander und bieten einen gewissen Widerstand, wenn wir unsere Hände voneinander lösen wollen. Aber wir können uns ein bisschen anstrengen, und dann gelingt es uns. Manche Menschen sagen sich jedoch, wenn sie zu Anfang etwas Widerstand spüren: »Ja, es stimmt. Ich kann meine Hände nicht voneinander lösen. Ich bin hypnotisiert.« Alles, was dann noch kommt, ist Autosuggestion. Das sind die Menschen, die der Hypnotiseur als Versuchskaninchen benutzt – er weiß, dass sie am besten auf seine Suggestionen ansprechen. Mit der Vorstellung, gelähmt zu sein, verhält es sich ähnlich. Wenn wir uns selbst sagen:»Ich bin gelähmt. Ich werde mich nie mehr bewegen können«, dann kann es sein, dass unser System überreagiert und dass wir zum Schluss wirklich überzeugt davon sind, dass wir diese Lähmungserscheinungen nie mehr loswerden. Aber – wie fast alle anderen seltsamen Symptome, die mit Panik einhergehen – gehen sie vorbei und können keinen bleibenden körperlichen Schaden anrichten.

Irrtum Nr. 8:»Ich werde ersticken«

Wie ich in *Kapitel 4* erwähnt habe, kommt es während einer Panikattacke oft im Mund- und Halsbereich zu bestimmten Veränderungen, die ein normaler Bestandteil der Angstreaktion des Körpers sind. Bei dem Gefühl zu ersticken spielt die Anspannung der Muskeln im Halsbereich eine große Rolle. Keine der erwähnten Veränderungen ist jedoch gefährlich. Auch wenn der Patient den Eindruck hat, er werde sterben, können die Muskeln sich unmöglich so stark anspannen, dass er wirklich keine Luft mehr bekommt und erstickt.

Manchmal versuchen Patienten ihre Angst vor dem Ersticken dadurch zu kompensieren, dass sie nur langsam essen und sehr vorsichtig schlucken. Manche essen nur noch weiche, breiförmige Nahrung und verzichten ganz auf Fleisch, Nüsse und alles andere, was ihnen im Hals stecken bleiben könnte. Durch diese Maßnahmen wird jedoch unglücklicherweise etwas Automatisches durch etwas Kontrolliertes, Durchdachtes ersetzt, und das birgt die Gefahr in sich, die natürlichen Mechanismen des Körpers außer Kraft zu setzen. So wird die Wahrscheinlichkeit, dass der Patient tatsächlich erstickt, größer, als wenn er das Problem ignoriert hätte.

Irrtum Nr. 9: »Ich kann nicht schlucken«

Während einer Panikattacke konzentriert sich die Aufmerksamkeit des Betroffenen vielleicht darauf, dass die Tätigkeit der Speicheldrüsen und damit das Schluckvermögen abnimmt. Wie ich bereits erwähnt habe, wird im Rahmen der Angstreaktion nur noch wenig Speichel produziert; dadurch wird der Mund trocken und es kommt zu Schluckbeschwerden. Manche Betroffene haben Angst, dass ihre Fähigkeit zu schlucken auf Dauer eingeschränkt bleibt oder ihnen gar ganz abhanden kommt. Manche kompensieren dadurch, dass sie alle paar Minuten einen Test machen – sie schlucken, nur um zu überprüfen, ob es noch geht. Aber auch das wirkt sich wieder ungünstig auf die natürlichen Funktionen des Körpers aus und macht das Schlucken schmerzhafter und mühsamer. Das ist zwar nicht gefährlich, macht das Essen jedoch zu einem eher unangenehmen Erlebnis.

Irrtum Nr. 10: »Ich kann nicht atmen«

In einer Angst auslösenden Situation versucht der Körper, mehr Sauerstoff aufzunehmen; daher kommt es zu Veränderungen in unserem Atemrhythmus – wir atmen schneller. Manche Betroffene konzentrieren ihre Aufmerksamkeit auf diese Veränderungen und machen sich Sorgen um ihre Atmung. Sie haben vielleicht das Gefühl, nicht genug Luft zu bekommen, oder sie befürchten, zu hyperventilieren und sich dadurch selbst zu schaden, oder sie haben Angst, dass ihre Atmung ganz aussetzen könnte. Vielleicht haben sie den Eindruck, dass sie ihre Atmung genau überwachen und darauf achten müssen, genügend zu atmen. All das unterstellt die völlig normalen und automatischen körperlichen Funktionen einer willentlichen Kontrolle, und die Angst selbst führt schon dazu, dass der Atem sich beschleunigt. Die Atmung funktioniert am besten, wenn man sie völlig ignoriert und ihren eigenen Gesetzmäßigkeiten überlässt. Der Körper verfügt über ganz erstaunliche Fähigkeiten, das natürliche Gleichgewicht von Sauerstoff und Kohlendioxid im Blut aufrechtzuerhalten.

8. Die »Ich-verliere-den-Verstand«-Irrtümer

Irrtum Nr. 11: »*Ich werde verrückt*«

Viele Betroffene haben Angst, während einer Panikattacke die Kontrolle über sich selbst zu verlieren und verrückt zu werden. Ein Patient drückte es folgendermaßen aus:

Ich habe dann Angst, dass ich verrückt werde, dass ich durchdrehe, dass das die schlimmste Attacke sein wird, die ich je hatte. Dass sie so schlimm sein wird, dass ich mich nie mehr von ihr erhole, und dass ich in den schwärzesten Wahnsinn verfalle; wissen Sie, in so einen Zustand, aus dem es kein Zurück mehr gibt. Ich atme dann ganz schnell und kurz. So atme ich dann, und die Welt bricht über mir zusammen, alles stürzt auf mich ein, und das ist das Ende, wissen Sie, es gibt einfach keinen Ausweg mehr. Ich will bloß noch wegrennen, dann einfach nur noch weg, weg, weg.[13]

Wenn die Panikgefühle sich verstärken und wenn Gefühle von Depersonalisation, Verwirrung oder Realitätsverlust hinzukommen, dann denken die Betroffenen unter Umständen, dass das ein Zeichen einer beginnenden Geisteskrankheit ist, und natürlich kämpfen sie mit aller Kraft dagegen an, sich von einem Zustand überwältigen zu lassen, der sie endgültig zu verschlingen droht.

In der Psychiatrie wird seit Jahren unterschieden zwischen Psychosen (echten Geisteskrankheiten wie Schizophrenie und manischer Depression) und Neurosen, bei denen es sich im Grunde genommen immer um Angsterscheinungen handelt. (Der Ausdruck »Neurose« ist inzwischen nicht mehr ganz aktuell. Er lässt an eine krankhafte Störung denken, und das ist Panik ja gerade nicht. Außerdem hat er einen negativen Beigeschmack – man denke an »Neurotiker«.) Unabhängig davon, welchen Ausdruck wir zu ihrer Beschreibung benutzen, Angsterscheinungen unterscheiden sich grundsätzlich von Geisteskrankheiten. Ein Patient, der unter Angstgefühlen leidet, ist gesundheitlich völlig in Ordnung, auch wenn es bestimmte Dinge in seinem Leben gibt, die er nicht so unter Kontrolle hat, wie er sich das wünschen würde. Das hat nichts mit einer Geisteskrankheit zu tun, die immer mit beträchtlichen Veränderungen in der Denk- und Verhaltensweise des Betroffenen einhergeht (hierzu gehören Halluzinationen, Größenwahn, Verfolgungswahn oder die Unfähigkeit, logisch zu denken).

Die vielen Menschen, die einmal eine Panikattacke bewusst zugelassen haben, ohne in ihren natürlichen Verlauf einzugreifen, haben festgestellt, dass sie, auch wenn sie vorübergehend die gewohnte Kontrolle über ihr Gefühlsleben verlieren, schon nach kurzer Zeit ihr emotionales Gleichgewicht wiederfinden. Nach der Attacke stellen sie fest, dass sie völlig unversehrt und normal sind. Die Erfahrung ähnelt der in *Kapitel 5* beschriebenen emotionalen Erleichterung, die durch Weinen bewirkt wird. Nicht die vermeintliche Geisteskrankheit selbst ist das Problem, sondern die Angst davor, geisteskrank zu werden oder die Kontrolle über das eigene Denk- und Urteilsvermögen zu verlieren.

Irrtum Nr. 12: »Ich habe die Kontrolle verloren«

Allen Irrtümern, die ich in diesem Kapitel beschreibe, ist die Angst der Betroffenen gemeinsam, die Kontrolle über bestimmte körperliche Funktionen oder über ihr eigenes Urteilsvermögen zu verlieren oder etwas Schreckliches oder Peinliches zu tun.

Ich werde irgendetwas Dummes tun – herumlallen, schreien, mich übergeben, in die Hosen pinkeln oder mich sonst irgendwie bloßstellen.

Manche Menschen machen sich große Sorgen darüber, wie sie während einer Panikattacke auf ihre Mitmenschen wirken und was diese möglicherweise von ihnen denken. Die Betroffenen denken, die ganze Welt müsste auf sie aufmerksam werden, weil ihre Empfindungen so stark sind. Aber die meisten Menschen auf der Straße oder am Arbeitsplatz sind so mit sich selbst und ihrem eigenen Leben beschäftigt, dass sie gar nicht richtig auf andere Menschen achten.

Es ist so ähnlich, als wenn man einen Pickel im Mund hat. Er fühlt sich riesig an, aber wenn man in den Spiegel schaut, stellt man fest, dass er nur so groß ist wie ein Stecknadelkopf. Die Tatsache, dass die eigenen Gefühle so stark sind, bedeutet nicht, dass andere Menschen sie ebenso stark wahrnehmen oder dass man sie uns äußerlich ansehen kann.

Wenn Betroffene sich während einer Panikattacke zufällig im Spiegel oder in einem Schaufenster sehen, sind sie erstaunt darüber, wie normal sie aussehen. Sie sind gar nicht besonders interessant für den Normalbürger auf der Straße, der sich abhetzt, um die letzten Einkäufe vor Geschäftsschluss zu erledigen, oder dessen Kinder sich gerade herumstreiten. Auch wenn Passanten irgendetwas bemerken, zum Beispiel, dass sich das

Gesicht eines Menschen rötet, dann führen sie das eher darauf zurück, dass dem Betreffenden anscheinend sehr warm ist oder dass er einen hohen Blutdruck hat – sofern sie überhaupt Notiz davon nehmen.

Manche Menschen, die unter Panikattacken leiden, befürchten, dass sie in irgendeiner Form die Kontrolle über ihre körperlichen Funktionen verlieren und einnässen oder sich erbrechen könnten, wenn die Panikgefühle sich verstärken. Andere stellen sich vor, sie würden die Kontrolle über ihre Sprache verlieren und nur noch Kauderwelsch reden. Und wieder andere malen sich gar aus, es könnte so schlimm mit ihnen werden, dass sie wie wild in der Gegend herumrennen, Leute anrempeln, Sachen umwerfen und sich total lächerlich machen. Oder sie stellen sich vor, dass sie den Verstand verlieren und in einen Alptraum eintauchen, aus dem es kein Erwachen mehr gibt – dass sie jede Kontrolle über sich selbst verlieren und so hilflos werden wie ein Baby.

Aber all das stellen sich die Betroffenen nur vor – in Wirklichkeit geschieht so etwas nicht. Es ist wichtig, die Angst vor einem Kontrollverlust zu unterscheiden von einem tatsächlichen Kontrollverlust. Ein Bereich unseres Nervensystems ist für unsere Gefühle zuständig, ein anderer für unsere Handlungen. Sie arbeiten auf völlig verschiedene Weise. Unsere Gefühle können wir kaum kontrollieren, unsere Handlungen jedoch sehr wohl, ungeachtet all unserer Befürchtungen.

ERBRECHEN

Jedes Mal, wenn ich in die Nähe eines Geschäftes kam und nur daran dachte hineinzugehen, wurde mir ganz heiß und schrecklich übel, und ich war mir sicher, ich kann da nicht rein. Ich konnte es einfach nicht riskieren, mich vor den ganzen Leuten zu übergeben.

Ich habe gelegentlich von Patienten gehört, die sich wegen irgendetwas so große Sorgen machten, dass sie sich übergeben mussten. Das Gefühl zunehmender Übelkeit, das manche Betroffene während einer Panikattacke empfinden, lässt sie befürchten, dass sie sich erbrechen müssen, was ihnen schrecklich peinlich wäre.

Hier trifft vieles von dem zu, was ich über die Angst, ohnmächtig zu werden, gesagt habe. Hat sich der Patient in der Vergangenheit während einer Panikattacke tatsächlich schon einmal übergeben? Hat es dafür einen besonderen Grund gegeben, lag z.b. zufällig gleichzeitig eine Lebensmittelvergiftung vor? Die meisten Menschen, die diese Angst haben, müssen sich in Wirklichkeit nicht übergeben, wenn sie die Probe aufs Exempel machen und eine Panikattacke bewusst zulassen, ohne in ihren natürlichen Verlauf einzugreifen. Einige Patienten berichten jedoch, dass sie sich wirklich während einer Attacke übergeben mussten. Manchmal führen sie das Erbrechen auch absichtlich herbei, »um es hinter sich zu bringen«. Gelegentlich handelt es sich auch nicht um Erbrechen im eigentlichen Sinn, sondern um ein Wieder-Hochkommen der Nahrung. Zusammenfassend lässt sich sagen, dass Betroffene, deren Hauptsymptom während ihrer Panikattacken die Übelkeit ist, sich sehr wahrscheinlich trotzdem nicht übergeben müssen; die grundsätzliche Möglichkeit dazu besteht jedoch, wenn auch ganz am Rande.

ZUR TOILETTE GEHEN

Wenn ich irgendwohin ging, dann kam ich so lange ganz gut zurecht, wie ich wusste, wo die Toilette war. Aber ich bekam echte Probleme, wenn ich irgendwohin musste, wo ich noch nie gewesen war. Dann dachte ich die ganze Zeit daran, was passieren würde, wenn ich nicht rechtzeitig eine Toilette fände, und prompt musste ich dann auch ganz dringend aufs Klo.

Die Betroffenen stellen sich vor, wie peinlich es wäre, wenn sie im Beisein anderer Menschen einnässen würden. Für manche Patienten ist das starke Bedürfnis, zur Toilette zu gehen, das am deutlichsten spürbare Symptom, und das führt zu der Befürchtung:»Was ist, wenn ich mir jetzt in die Hosen mache? Das wäre ja schrecklich!« Der Gedanke wird in der Phantasie für sie fast zur Gewissheit.

Trotz starken Harn- und Stuhldrangs kommt es jedoch während einer Panikattacke nicht dazu, dass Betroffene einnässen oder defäzieren. Wir haben schon als kleine Kinder gelernt, unsere Schließmuskeln völlig unter unserer Kontrolle zu halten, sogar im tiefsten Schlaf. Warum sollten wir diese Fähigkeit plötzlich verlieren, wenn wir Angst haben?

ANDEREN SCHADEN ZUFÜGEN

Abends, wenn ich nach der Arbeit nach Hause kam, machte ich immer die üblichen Sachen ... Abendbrot essen, fernsehen und so, aber manchmal kroch diese schreckliche Angst in mir hoch, und dann stand ich sofort auf und ging raus. Ich setzte mich ins Auto und fuhr stundenlang in der Gegend herum, so lange, bis ich das Gefühl hatte, dass die Gefahr vorbei war.

Dieser Mann hatte Angst, dass er seiner Frau Schaden zufügen würde, wenn er zu Hause eine Panikattacke bekäme. Er war fest davon überzeugt, dass das geschehen würde. Manche Patienten befürchten, ihre Panikgefühle könnten so stark werden, dass sie völlig die Kontrolle über sich selbst verlieren und ihre Angehörigen, fremde Menschen oder sich selbst verletzen oder gar töten würden. Oder dass sie vor einen Bus laufen oder aus einem fahrenden Zug springen würden. Hierbei handelt es sich jedoch um ein Missverständnis; sie glauben, die Tatsache, dass sie ihre Gefühle nicht kontrollieren können, bedeute, dass sie auch ihre Handlungen nicht kontrollieren können. Aber das sind zwei ganz verschiedene Dinge. Man fügt den Menschen, die man liebt, während einer Panikattacke keinen Schaden zu. Auch wenn die Gefühle durcheinander kommen, behalten die Betroffenen immer die Kontrolle über ihre Handlungen. Wenn jemand Angst davor hat, andere zu verletzen, bedeutet das, dass er gerade das nicht will. Auch hier geht es wieder nur um eine Befürchtung, nicht um eine reale Bedrohung; in Wirklichkeit werden die Betroffenen ihre Lieben nicht angreifen oder verletzen.

Ein Papiertiger?

In den letzten vier Kapiteln haben wir uns mit vielen der üblichen Ängste beschäftigt, die Betroffene während einer Panikattacke erleben. Es ist völlig normal und vernünftig, dass Menschen, die mit plötzlichen, kaum erträglichen Gefühlen konfrontiert werden, die sie nie zuvor erlebt haben, solche Ängste und Befürchtungen haben. Ich glaube, jedem, der die plötzlichen, übermächtigen und scheinbar unerklärlichen Gefühle verspürt, die eine Panikattacke begleiten, würde es genauso ergehen. Die Betroffenen sind weder dumm noch verrückt, wenn sie solche Gedanken hegen; trotzdem sind diese Befürchtungen schlicht und einfach falsch. Tatsache ist, dass man durch Panikattacken weder geistigen noch körperlichen Schaden nehmen kann. Eine Panikattacke ist wie eine Schlange, die aussieht wie eine Giftschlange, in Wirklichkeit jedoch völlig harmlos ist – ohne Zähne und ohne Gift.

Wie kommt es aber, dass der eine Mensch während einer Panikattacke das eine befürchtet und ein anderer etwas völlig anderes? Die Symptome, die die beiden erleben, sind mehr oder weniger dieselben, aber der eine befürchtet vielleicht, er hätte eine Herzattacke, und der andere, er sei geisteskrank. Warum befürchten sie nicht dasselbe?

Einer meiner Patienten konnte nicht verstehen, warum er Angst hatte, er würde während einer Attacke aufhören zu atmen, ohnmächtig werden und sterben. Als er mir seine Lebensgeschichte erzählte, wurde mir klar, dass in seiner Familie eine starke gedankliche Verbindung zwischen Krankheit, Tod und Atemproblemen bestand. Er erinnerte sich daran, dass er in seiner Kindheit miterlebt hatte, wie sein Bruder nachts um Atem rang, weil er unter Bronchitis litt, und dass er damit gerechnet hatte, er könnte jeden Moment sterben. Sein Vater war an Lungenentzündung gestorben. Vor einiger Zeit hatte eine Cousine in seinem Beisein einen schweren Asthmaanfall; sie bekam kaum noch Luft und lief blau an. Er selbst war ziemlich übergewichtig und kam schnell außer Atem, wenn er sich anstrengte. Es war offensichtlich, dass in seinem Denken eine Verbindung zwischen Krankheit und Atemnot bestand, und es war nahe liegend, dass er bei seiner ersten Panikattacke sofort dachte: »Ich kriege keine Luft mehr – ich muss sterben.«

Andere Patienten haben miterlebt, wie Verwandte an einem Herzinfarkt gestorben sind, oder sie haben schon immer heimlich befürchtet, einmal geisteskrank zu werden. Sie hatten vielleicht eine Tante, die unter einer Geisteskrankheit litt, und die ganze Familie sagt: »Ach nein, du bist doch wirklich genau wie Tante Elisabeth!« Derartige Erfahrungen können einen großen Einfluss darauf haben, welche Gedanken Menschen bewegen, die unter Panikattacken leiden. Ein anderer Grund kann sein, dass bestimmte Symptome sehr stark sind; so ist es ganz natürlich, dass jemand, dessen Herz während einer Attacke sehr schnell schlägt, befürchtet, herzkrank zu sein. Das hat dann nichts mit irgendwelchen Erfahrungen zu tun, die er in der Vergangenheit gemacht hat.

Wir halten also fest: Verschiedene Menschen können ganz verschiedene Ängste haben. Allen ist jedoch gemeinsam, dass sie irgendein bevorstehendes Unglück fürchten. Wir können sogar so weit gehen zu sagen, dass die Betroffenen an eine Lüge glauben oder dass ihre Gefühle ihnen weisgemacht haben, sie seien in Gefahr.

Ist es dann also doch so, dass Panik sich nur im Kopf abspielt? Nein, ganz und gar nicht. Die körperlichen Symptome sind wirklich vorhanden. Aber die Vorstellung von dem, was während einer Panikattacke geschehen könnte, spielt sich im Kopf ab, in der Fantasie.

TEIL III
WOHER PANIKATTACKEN KOMMEN

9. WODURCH WERDEN PANIKATTACKEN VERURSACHT?

Die erste Panikattacke, die ein Mensch erlebt, trifft ihn oft völlig überraschend, wie ein Blitz aus heiterem Himmel. Es gibt keinen ersichtlichen Grund dafür, dass so etwas geschieht – der Betreffende hat an jenem Tag nichts Ungewöhnliches getan und war keiner stärkeren Belastung ausgesetzt als sonst. Es scheint völlig unerklärlich zu sein, warum er plötzlich von Panik überfallen wird. Auch wenn Panikattacken später dann zu einem festen Bestandteil des Lebens geworden sind, bleibt es den Betroffenen oft ein Rätsel, warum es an manchen Tagen zu Panikattacken kommt und an anderen nicht.

Das unsichtbare Band

Auch wenn ein Patient keinen offensichtlichen Grund für die ersten Panikattacken erkennen kann, besteht meist eine Verbindung zu vergangenen Ereignissen im Leben dieses Menschen. Es ist möglich, dass der Betroffene diese Verbindung nicht sehen kann – daher nenne ich sie »das unsichtbare Band« –, sie ist jedoch vorhanden. Wahrscheinlich findet der

Patient deshalb keine Erklärung für seine Panikattacken, weil er an der verkehrten Stelle sucht. Wenn wir bei uns selbst sehr starke Empfindungen registrieren, dann schauen wir uns um, ob es in unserer unmittelbaren Nähe etwas gibt, das sie auslöst. Bedroht mich irgendetwas? Bin ich in Gefahr? Habe ich eine gefährliche Krankheit? Vielleicht fragen wir uns auch, was wir in den letzten ein oder zwei Stunden gemacht haben. Was habe ich gegessen? Habe ich mich vergiftet? Habe ich mich mit einem gefährlichen Virus infiziert? Die Betroffenen blicken bei ihrem Bemühen, sich die Panikattacken zu erklären, selten weiter zurück als einen Tag. Darum gelingt es ihnen oft nicht, den wahren Zusammenhang zu erkennen – sie beschäftigen sich mit dem verkehrten Zeitraum.

Sie sollten die Ursachen nicht in der letzten Stunde, dem vergangenen Tag oder der vergangenen Woche suchen, sondern ihre Suche auf die vergangenen ein bis neun Monate ausdehnen. Im Nahbereich werden sie nicht fündig werden – sie müssen sozusagen das Teleobjektiv benutzen und den Blick auf die mittlere Entfernung richten. Die meisten meiner Patienten beantworten die Frage, ob zum Zeitpunkt ihrer ersten Panikattacke irgendetwas Wichtiges in ihrem Leben geschehen ist, mit Nein. Wenn sie jedoch die Monate vor ihrer ersten Panikattacke schildern, berichten sie von allen möglichen Ereignissen – dem Tod der Eltern, dem Scheitern ihrer Ehe, einem schweren Autounfall oder einer Operation. Ein Außenstehender erkennt sofort, dass sie unter Druck gestanden haben, aber weil die Panikattacke nicht zu demselben Zeitpunkt stattfand wie das belastende Ereignis, erkennt der Patient den Zusammenhang nicht.

Unter welcher Belastung stehen Sie?

Es liegen viele Untersuchungen vor, die zeigen, dass die Betroffenen in den Monaten vor der ersten überraschenden Panikattacke durch eine Zeit besonderer Belastung gegangen sind oder traumatische Erlebnisse hatten, oder dass verschiedene belastende Ereignisse zusammengetroffen sind. Hier einige Beispiele:

- Tod oder Krankheit des Partners, eines nahen Verwandten oder Freundes;
- Operation oder Behinderung des Partners;
- Eheprobleme: Trennung, Streit, Versöhnung nach einer Zeit der Trennung, gewalttätiger oder sehr kritischer Partner, eigene Affäre oder Affäre des Partners, bevorstehende Scheidung;
- Kinder: Geburt eines Babys, Fehlgeburt, Totgeburt oder Abtreibung, Krankheit oder Unfall eines Kindes, Auszug eines erwachsenen Kindes aus dem Elternhaus, Verantwortung für eine junge Familie;
- Familie: Pflege eines alten Elternteils, stark kontrollierende Eltern oder Eltern, die sich zu sehr in das Leben ihres Kindes einmischen;
- Verlassen des Elternhauses, eine neue Stelle, Aufnahme eines Studiums, Umzug in eine neue Wohnung oder eine neue Gegend;
- eigene körperliche Gesundheit: Operation, Krankheit, Behinderung, Wechseljahre;
- Unglücksfälle: in einen Autounfall oder anderen Unfall verwickelt sein, sehen, wie andere verletzt werden (von einem vorbeirasenden Auto erfasst o.Ä.);
- Arbeit: zu viel Stress am Arbeitsplatz, Termindruck, mehr Verantwortung, lange Arbeitszeiten ohne Pausen, Lange-

weile, schlechtes Betriebsklima, keine Beförderung, zu
viele Probleme am Arbeitsplatz, angedrohte oder erfolgte
Entlassung, Pensionierung;
- Bankrott, Geldsorgen, Probleme mit der Rückzahlung von
Krediten;
- Einnahme legaler oder illegaler Drogen (in acht Prozent
der Fälle wird die erste Panikattacke durch Drogenkonsum
ausgelöst; siehe hierzu den Bericht eines praktischen Arz-
tes, der seine erste Panikattacke erlebte, als er in seiner
Studienzeit Marihuana rauchte[22]);
- Krankheit, auch Infektionskrankheit.

Weitere, etwas weniger greifbare Stressfaktoren, auf die
Fachleute hingewiesen haben, sind:

- Trennungserfahrungen: das erste Verlassen des Elternhauses, Trennung durch den Tod des Partners, Trennung von
Freunden und vertrauter Umgebung durch Umzug;
- Gefühl von Gefangensein, z.B. in einer unglücklichen Ehe,
an einem zu anstrengenden Arbeitsplatz oder im Zusam-
menleben mit Verwandten in einer Wohnung;
- Verlust der Kontrolle über wichtige Lebensbereiche, z.B.
Arbeitsplatz oder Sozialleben;
- von einem Elternteil oder Partner kontrolliert/unterdrückt
werden.

So gut wie jeder der genannten Stressfaktoren kann den Boden für Panikattacken vorbereiten. Oft reicht ein Problem allein
nicht aus, aber wenn zwei oder drei Faktoren zusammentreffen,
kann die Belastung zu groß werden, sodass unser System »ab-
stürzt«.

Aber wieso ausgerechnet zu diesem Zeitpunkt?

Auf diese Erklärung reagieren die Betroffenen normalerweise mit der Frage: »Gut, aber wenn ich mehrere Monate lang unter Stress gestanden habe, wieso kam der Panikanfall dann ausgerechnet am 3. Juni? Wieso nicht früher oder später? Wieso nicht am 1. Mai?«

VERMINDERTE WIDERSTANDSKRAFT

Ein Wissenschaftler[23], der Panikpatienten untersuchte und herausfand, dass bei jedem von ihnen in den Monaten vor der ersten Panikattacke einer oder mehrere der oben genannten Faktoren wirksam gewesen war(en), stellte weiterhin fest, dass bei sechzig Prozent der Betroffenen unmittelbar vor der ersten Attacke die Widerstandskraft herabgesetzt war. Gründe hierfür waren:

– Erschöpfung aufgrund einer anstrengenden Flugreise;
– durch die Wechseljahre bedingte Hitzewallungen;
– Zwischenblutungen;
– Mittelohrentzündung;
– Grippe.

Auch während des Wochenbettes ist eine Frau körperlich und seelisch geschwächt und dadurch verletzlicher als sonst.

ENTSPANNUNG

Eine andere seltsame Beobachtung (die einen Betroffenen oft auf eine ganz falsche Fährte bringt) ist, dass die ersten Panikattacken manchmal während einer Zeit der Ruhe und Entspannung auftreten, in einem langersehnten Urlaub oder nachdem eine Zeit mit besonderem Stress endlich vorüber ist. Es ist, als ob eine Belastung, die sich nach und nach aufgebaut und gesteigert hat, plötzlich von einem Menschen genommen wird und ihn stattdessen eine Panikattacke überfällt.

EIN KLEINER AUSLÖSER

Abgesehen von den Hintergrundursachen für Panik gibt es oft einen konkreten Auslöser, einen letzten Tropfen, der das Fass zum Überlaufen bringt. Nehmen Sie z.B. einen Mann, der sein Leben lang versucht hatte, seiner Familie zu helfen und sie zu unterstützen. Trotzdem wurde er nacheinander von fast allen Familienmitgliedern betrogen und verletzt, und zum Schluss noch um sein Erbe gebracht. Seine Verletztheit und seine aufgestaute Wut darüber, wie seine Angehörigen ihn behandelt hatten, war die Hintergrundursache für seine Panikattacken. Der »Trigger«, der seine erste Attacke dann tatsächlich auslöste, war ein relativ kleiner, unbedeutender Vorfall – der letzte Tropfen, der das Fass zum Überlaufen brachte und dazu führte, dass ihm schließlich »die Sicherung durchbrannte«.

Abbildung 6 zeigt, wie Panik ausgelöst wird.

Abb. 6: Wie eine Panikattacke beginnt

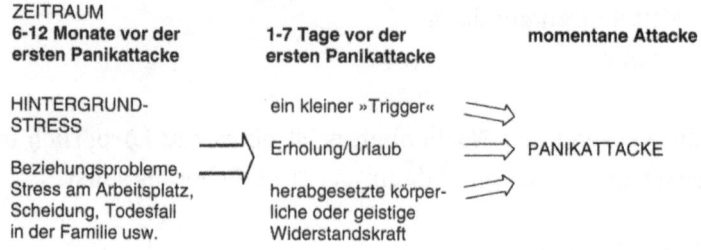

Was Panik bewirkt

Ich habe nun einige Gründe dafür angeführt, warum erste Panikattacken auftreten können. Den Betroffenen ist es jedoch oft genauso unverständlich, warum Panikattacken über einen so langen Zeitraum (oft mehrere Jahre) hin auftreten. Nach den ersten paar Attacken beginnt der Patient Vermutungen darüber anzustellen, wann oder wo er wieder Panikattacken erleiden könnte oder wodurch sie ausgelöst werden.

In *Kapitel 3* habe ich erläutert, wie Menschen durch Panikerlebnisse verändert werden – die Angst vor weiteren Attacken lenkt ihre Aufmerksamkeit auf die ersten Anzeichen für Panik, auf die sie hypersensibel reagieren. Die Angst vor diesen ersten Symptomen setzt einen Teufelskreis in Gang: Die Angst verstärkt die Symptome, diese verstärken die Angst, diese verstärkt die Symptome, diese verstärken die Angst und so weiter und so weiter. Die Betroffenen haben deshalb Angst vor einer weiteren Panikattacke, weil sie befürchten, dadurch Schaden zu nehmen – möglicherweise einen Herzanfall zu erleiden, das Bewusstsein zu verlieren oder verrückt zu werden.

Um solchen unangenehmen Folgen aus dem Weg zu gehen, beginnt der Patient bestimmte Orte, Situationen, Gefühle, Handlungen, Gedanken, Terminabsprachen und manchmal sogar das Einschlafen zu vermeiden. Diese Vermeidungsstrategien kosten die Betroffenen so viel Kraft, dass sich ihr Lebensstil nach und nach verändert. Und meist mögen sie den Menschen nicht, der nun aus ihnen geworden ist.

Zwei Ursachen für Panik

Ich möchte noch einmal zu meinem Ausgangspunkt zurückkehren – es gibt eine ganze Welt unsichtbarer Verknüpfungen, derer sich die Patienten kaum bewusst sind. Meist erkennen sie nicht, dass ihre erste Panikattacke durch belastende Ereignisse in ihrem Leben ausgelöst wurde – durch Sorgen oder Schwierigkeiten, die schon Monate vor der ersten Attacke begonnen hatten. In den Tagen vor der ersten Attacke war vielleicht die Widerstandskraft des Betroffenen herabgesetzt; möglicherweise wurde die Panikattacke auch durch eine Periode der Entspannung vorbereitet oder durch ein »Trigger«-Ereignis ausgelöst.

Meist bringt der Patient die Panikattacke nicht mit den Hintergrundursachen in Verbindung, sondern erklärt sie sich anders: Er vermutet einen Herzanfall, einen Nervenzusammenbruch oder einen Gehirntumor.

Das letzte Glied der Kette ist dann, dass der Betreffende Angst vor den Symptomen bekommt und gerade dadurch Panikreaktionen ausgelöst werden; diese Kettenreaktion beginnt dann immer wieder von vorn, oft über viele Jahre hinweg.

Somit gibt es zwei Hauptgründe für Panikattacken:

- die ursprüngliche(n) Hintergrundursache(n), die die ersten Panikattacken auslösen;
- nach den ersten Attacken dann die Angst vor weiteren Attacken.

Diese beiden Faktoren müssen bei der Therapie berücksichtigt werden, wie wir im nächsten Kapitel sehen werden.

10. Die Hintergrundursachen behandeln

Ich habe am Department of Psychology in Aberdeen einen Kollegen, der sich bei der Behandlung von Panikpatienten immer zuerst mit der Angst vor den Paniksymptomen beschäftigt. Auf die emotionalen Hintergrundursachen geht er erst im weiteren Verlauf der Therapie ein. Ich arbeite meist in umgekehrter Reihenfolge. Wir sind beide davon überzeugt, dass der andere es verkehrt macht! Dabei haben wir beide keinerlei Beweis dafür, dass der eine Weg besser ist als der andere, aber da Sie nun mal an mich geraten sind, wollen wir uns zuerst mit den Hintergrundursachen beschäftigen.

Im letzten Kapitel habe ich herausgearbeitet, dass es zweierlei Ursachen für Panikattacken gibt. Wir müssen daher für zwei verschiedene Patientengruppen therapeutische Hilfe anbieten:

– für diejenigen, denen es nicht gelungen ist, das emotionale Problem zu lösen, das ihre Panikattacken ursprünglich verursacht hat, und die gleichzeitig mit der Angst vor weiteren Attacken zu kämpfen haben. Diese Personen brauchen in doppelter Hinsicht Hilfe
– sie müssen lernen, das ursprüngliche Problem zu erkennen und zu bewältigen und gleichzeitig ihre »Angst vor der Angst« nach und nach zu überwinden;
– für diejenigen, die das zugrunde liegende Problem längst gelöst oder überwunden haben (z.B. den Tod eines Elternteils), und nun nur noch mit der Angst vor weiteren Panikattacken zu kämpfen haben. »Nur« ist hier natürlich nicht das richtige Wort, denn die »Angst vor der Angst« kann so

quälend sein, dass sie das Leben der Betroffenen regelrecht zerstört. Die Angst vor Panikgefühlen kann diese wieder und wieder aufleben lassen, auch wenn der ursprüngliche Grund längst nicht mehr existiert. In diesem zweiten Fall brauchen wir uns mit den Hintergrundursachen überhaupt nicht zu beschäftigen.

Ein Betroffener sollte sich jedoch nicht zu Annahmen verleiten lassen wie:»Es ist fünf Jahre her, dass mein Mann gestorben ist, also muss ich inzwischen darüber hinweg sein.« Wenn jemand das schmerzliche Ereignis, das die Panikattacken ursprünglich ausgelöst hat, nicht wirklich verarbeitet hat (durch Trauer, Gespräche usw.), sondern es nur verdrängt hat, dann ist es immer noch da. Es ist unter der Oberfläche vergraben wie eine Tretmine, die jederzeit detonieren kann. Die Zeit allein ist kein Maßstab dafür, ob das Problem bewältigt wurde oder nicht.

Können Betroffene erkennen, zu welcher der beiden Gruppen sie gehören?

Für die Beantwortung dieser Frage kann ich nur ein – vorsichtig anzuwendendes – Kriterium nennen: Wenn der Betroffene erst seit kurzer Zeit unter Panikattacken leidet, kann man davon ausgehen, dass die Ursachen noch wirksam sind. Wenn die Panikattacken jedoch schon vor Jahren angefangen haben, dann können die eigentlichen Ursachen im Laufe der Zeit in den Hintergrund getreten und bedeutungslos geworden sein – sie können, aber sie müssen nicht. Ich würde Ihnen in jedem Fall empfehlen, die Schritte zu gehen, die ich in diesem Kapitel dargestellt habe.

Ist es möglich, die Ursachen selbst zu entdecken?

Es gibt einige Schwierigkeiten, die die Betroffenen daran hindern können, die Ursachen zu erkennen. Einige davon sind:

- Die Ursache steht in keinem zeitlichen Zusammenhang mit der Panikattacke, scheint also nichts mit ihr zu tun zu haben.
- Die Ursache scheint nicht wichtig genug zu sein, um eine so starke Attacke auszulösen.
- Es fällt den Betroffenen schwer, die Tatsache zu akzeptieren, dass bestimmte Ereignisse in ihrem Leben körperliche Empfindungen auslösen können.
- Die Ursachen sind so schmerzhaft, dass der Patient sie aus seinem Bewusstsein verdrängt hat.
- Der Patient hat Angst davor, über Ereignisse nachzudenken, die ihn emotional aufwühlen.
- Der Patient glaubt, dass er das zugrunde liegende Problem nicht lösen kann, auch wenn er es beim Namen nennt, und dass er es daher am besten ignoriert.
- Der Patient lässt es unbewusst nicht zu, dass die Ursache ans Licht kommt.
- Es gibt mehrere Probleme, die Zusammenwirken und Panikreaktionen auslösen; jedes einzelne von ihnen erscheint jedoch so unbedeutend, dass der Patient es nicht als mögliche Ursache in Betracht zieht.

Ein Sieben-Punkte-Programm zur Identifikation der Hintergrundursachen für Panikattacken

Das nun folgende Sieben-Punkte-Programm soll Betroffenen helfen, die möglichen Ursachen für ihre Panikattacken herauszufinden. Sie sollten dieses Programm Punkt für Punkt durcharbeiten und dabei ehrlich zu sich selbst sein. Einerseits sollten Sie sich von mir nichts einreden lassen, andererseits sollten Sie aber nichts bewusst ignorieren, das irgendwie von Bedeutung sein könnte, oder so tun, als sei es unwichtig.

Wir alle neigen dazu, zu verdrängen, was uns aufwühlt und Not bereitet. Dann scheinen diese Dinge uns weniger weh zu tun. Ich möchte Sie hier ausdrücklich dazu einladen, das Gegenteil zu tun, nämlich sich mit schmerzlichen Ereignissen zu beschäftigen. Wenn wir Dinge an den Rand unseres Bewusstseins drängen, dann verschwinden sie meist nicht von selbst aus unserem Leben – sie sind weiterhin da und machen oft in einer Form auf sich aufmerksam, die uns unangenehm ist und deren Sinn wir nicht erkennen können. Zum Beispiel, indem sie Panikattacken verursachen.

Erster Schritt:
Fertigen Sie eine Liste mit möglichen Ursachen für Ihre erste Panikattacke an

Wann erlitten Sie Ihre erste Panikattacke? Versuchen Sie sich so genau wie möglich an das Datum zu erinnern und schreiben Sie es auf.

Beschäftigen Sie sich nun in Gedanken mit den letzten neun Monaten vor diesem Ereignis. Was ist in Ihrem Leben passiert?

Welche Veränderungen traten ein, sowohl in positiver als auch in negativer Hinsicht? Schreiben Sie alles auf, woran Sie sich erinnern können, auch das, was Ihnen vielleicht unbedeutend erscheint.

Schreiben Sie zuerst alles nieder und entscheiden Sie erst später, welche Ereignisse als in Frage kommen. Achten Sie besonders darauf, dass Sie auch alles »Verbotene« aufschreiben, das Sie normalerweise verdrängen, weil Sie nicht daran denken wollen.

Das folgende Beispiel stammt von Katy, einer dreiundzwanzigjährigen alleinerziehenden Mutter.

Erste Panikattacke: Mai/Juni 1990, gleich nach dem Umzug in meine neue Wohnung.

Mögliche Ursachen:

- Mit Robin (meinem neugeborenen Baby) in die Wohnung gezogen.
- Abendjob als Kellnerin angenommen, aber Babysitter kam nicht zurecht; musste aufhören.
- Mit Robin den ganzen Tag in der Wohnung eingesperrt.

Zweiter Schritt: Ergänzen Sie Ihre Liste

Nehmen Sie die Liste zur Hand, die Sie am Ende dieses Kapitels finden (*Tabelle 1*; S. 112/113) und überprüfen Sie, ob Sie Ihrer eigenen Liste noch etwas hinzufügen müssen, das von Bedeutung sein könnte.

(Die Liste auf S. 112/113 enthält einige wichtige Stressfaktoren aus den Bereichen Beziehungen, Kinder, Arbeit, Freunde und Verwandte, Gesundheit, Unglücksfälle und Unfälle, Finanzen, Haus und Wohnung, Kriminalität, Berufsausbildung.)

Katys Liste sah nach der Ergänzung so aus:

Mögliche Ursachen:

- Mit Robin (meinem neugeborenen Baby) in die Wohnung gezogen.
- Abendjob als Kellnerin angenommen, aber Babysitter kam nicht zurecht; musste aufhören.
- Mit Robin den ganzen Tag in der Wohnung eingesperrt.
- Unabhängigkeit verloren (nicht mehr aus der Wohnung gekommen).
- Ein Verhältnis gehabt.
- Einen schlimmen Streit mit Mama gehabt.
- Zu Hause ausgezogen (vor einem Jahr).
- Kein Geld gehabt, um die Miete zu bezahlen.

Dritter Schritt:
Überprüfen Sie, was Sie bei den einzelnen Punkten empfinden

Lesen Sie sich Ihre Liste nun noch einmal Punkt für Punkt durch. Werden Sie bei irgendeinem der Ereignisse, die Sie aufgeschrieben haben, traurig, besorgt, deprimiert, würden Sie am liebsten weinen, wenn Sie daran denken, oder geht es Ihnen sonst irgendwie nah? Wenn das für einen oder mehrere Punkte zutrifft, dann unterstreichen Sie diese, damit Sie sich später daran erinnern, dass diese Dinge möglicherweise wichtig sind.

Katy ergänzte ihre Liste folgendermaßen:

Mögliche Ursachen:

- Mit Robin (meinem neugeborenen Baby) in die Wohnung gezogen.
- Abendjob als Kellnerin angenommen, aber Babysitter kam nicht zurecht; musste aufhören. Deprimiert mich!
- Mit Robin den ganzen Tag in der Wohnung eingesperrt! Macht mir Sorgen. Ich könnte eine Attacke bekommen, und niemand wäre da, um mir zu helfen.
- Unabhängigkeit verloren (nicht mehr aus der Wohnung gekommen).
- Ein Verhältnis gehabt. Wenn ich daran denke, ist mir zum Heulen!
- Einen schlimmen Streit mit Mama gehabt. Macht mich wütend!
- Zu Hause ausgezogen (vor einem Jahr). Macht mich auch wütend!
- Kein Geld gehabt, um die Miete zu bezahlen.

Vierter Schritt:
Sprechen Sie mit einer Person Ihres Vertrauens

Teilen Sie das, was Sie herausgefunden haben, einem Menschen mit, der Sie gut kennt und dem Sie vertrauen. Zeigen Sie ihm oder ihr, was Sie aufgeschrieben haben, oder erklären Sie es. Oft können andere Menschen Dinge erkennen, die wir selbst übersehen. Es wird Ihnen wahrscheinlich dabei helfen, die Dinge im richtigen Größenverhältnis zu sehen. – Katy tat Folgendes:

Ich zeigte meine Liste der Schwester von der Sozialstation. Wir gingen sie zusammen durch. Sie fragte mich, warum ich wütend auf meine Mutter sei. Ich sagte, dass sie mich aus dem Haus ge-

worfen hatte, als sie erfahren hatte, dass ich schwanger war. Spä-
ter hatte sie angefangen, mich zu besuchen, aber nicht meinetwe-
gen, sondern wegen Robin. Dann fing ich ohne besonderen Grund
an zu weinen. Sie sagte, das müsste wichtig sein, weil ich deswe-
gen weinen würde – aber ich verstehe immer noch nicht, wieso es
mir so viel ausmacht.

Dann fragte sie noch, ob ich traurig darüber sei, dass Robins
Vater nicht mit mir zusammenlebt. Eigentlich nicht – ich nehme
es, wie es kommt.

Fünfter Schritt: Überarbeiten Sie Ihre Liste

Schreiben Sie Ihre Liste nun noch einmal neu und ordnen Sie
die Ereignisse ihrer Bedeutung nach. Schreiben Sie als Erstes
das Ereignis auf, das Ihnen am wichtigsten erscheint, dann das
Zweitwichtigste usw. Berücksichtigen Sie dabei, was Ihr Freund
(Ihre Freundin) gesagt hat (siehe vierter Schritt), was Sie unter-
strichen haben (siehe dritter Schritt) und auch, was die »Gefühle im Bauch« Ihnen sagen.

Hier ist Katys überarbeitete Liste:

Mögliche Ursachen:

1) Einen schlimmen Streit mit Mama gehabt. Mein Gefühl im
   Bauch sagt mir, dass das wichtig ist, aber ich weiß immer
   noch nicht warum.
2) Zu Hause ausgezogen (vor einem Jahr).
3) Abendjob als Kellnerin angenommen, aber Babysitter kam
   nicht zurecht; musste aufhören.
   Mit Robin den ganzen Tag in der Wohnung eingesperrt!
   Unabhängigkeit verloren (nicht mehr aus der Wohnung gekommen). Dasselbe wie in der Wohnung eingesperrt sein.

4) Ein Verhältnis gehabt.

5) Mit Robin (meinem neugeborenen Baby) in die Wohnung gezogen.

6) Kein Geld gehabt, um die Miete zu bezahlen.

Sechster Schritt:
Überlegen Sie, was Sie tun können, um die Probleme zu entschärfen

Schreiben Sie neben jeder Ursache auf, was Sie tun könnten, um die Situation zu verändern, um das Problem zu lösen oder einfach, um sich besser zu fühlen. Auch wenn etwas in der Vergangenheit geschehen ist (z.b. eine versuchte Vergewaltigung), gibt es immer noch Dinge, die Sie unternehmen können – Sie können einen Seelsorger, einen Freund oder einen Pfarrer um ein Gespräch bitten, Sie können weinen oder Ihre Gedanken aufschreiben oder einem Kassettenrekorder anvertrauen, Sie können darüber beten und/oder rechtliche Schritte unternehmen (sofern Sie das noch nicht getan haben).

Katy versah ihre Liste mit folgenden Kommentaren:

Mögliche Ursachen:

1) Einen schlimmen Streit mit Mama gehabt. Mein Gefühl im Bauch sagt mir, dass das wirklich wichtig ist, aber ich weiß immer noch nicht, warum. Ich muss noch mal mit der Schwester von der Sozialstation darüber sprechen.

2) Zu Hause ausgezogen (vor einem Jahr). Ich weiß nicht, wie ich meine Wut loswerden kann. Ob es hier im Ort eine Frauengruppe gibt, zu der ich gehen kann? Ich habe Schwierigkeiten, einen Babysitter zu finden.

3) Abendjob als Kellnerin angenommen, aber Babysitter

kam nicht zurecht; musste aufhören. Will versuchen, einen anderen Babysitter zu kriegen. Kostenfrage. Könnte mich vielleicht einem Kreis junger Eltern anschließen, die abwechselnd füreinander babysitten. – Mit Robin den ganzen Tag in der Wohnung eingesperrt. Könnte im Sommer wandern gehen. Vielleicht in eine Wandergruppe eintreten? – Unabhängigkeit verloren (nicht mehr aus der Wohnung gekommen). Dasselbe wie in der Wohnung eingesperrt sein.

4) Ein Verhältnis gehabt. Ich will K. nicht sagen, dass er der Vater ist, aber ich hätte gern, dass er es weiß. Nein, lieber nicht. Ich verstehe es selbst nicht.

5) Mit Robin (meinem neugeborenen Baby) in die Wohnung gezogen. Daran kann ich nichts ändern.

6) Kein Geld gehabt, um die Miete zu bezahlen. Im Moment kein Problem mehr.

Bei den meisten Punkten, die ich aufschreibe, würde ich am liebsten weinen. Die Schwester sagt, ich sollte viel öfter weinen. Ich weinte ein bisschen, als sie letztes Mal hier war. Ich habe das Gefühl, dass ich alle diese Dinge in mir verschlossen habe und dass sie eines Tages mit einem Knall an die Luft fliegen könnten und ich damit nicht zurechtkäme. Wenn ich geweint habe, geht es mir ein bisschen besser, aber es macht mir auch Angst, weil es sich genauso anfühlt, wie wenn eine Panikattacke kommt. Ich glaube, ich sollte mir viel öfter erlauben zu weinen. Ich weiß, dass ich es jedes Mal abblocke, wenn ich merke, dass mir die Tränen kommen – ich renne aus dem Zimmer und stelle den Fernseher an oder drehe die Musik ganz laut, damit diese Gefühle verschwinden.

Siebter Schritt: Werden Sie aktiv

Beginnen Sie nun damit, einige der Dinge zu tun, die Sie unter Punkt sechs aufgeschrieben haben. Einige Veränderungen können dramatisch sein, etwa, wenn Sie eine neue Stelle annehmen. Über eine so wichtige Entscheidung müssen Sie natürlich lange und gründlich nachdenken und vielleicht Freunde oder Ihren Partner (Ihre Partnerin) um Rat fragen oder einfach eine Zeit lang abwarten, bis Sie klarer sehen. Manchmal können auch kleine Veränderungen schon viel helfen, zum Beispiel, wenn Sie ein paar Tage Urlaub nehmen, sich die Arbeit besser einteilen oder die Überstunden streichen. Solche Veränderungen können Sie so bald wie möglich in die Tat umsetzen.

In dem Beispiel, das ich in diesem Kapitel gegeben habe, hat die Patientin nicht hundertprozentig verstanden, warum ihr manche Dinge so viel ausgemacht haben. Sie braucht wahrscheinlich einige Beratungsgespräche, um das, was geschehen ist, und ihre eigenen Gefühle besser zu begreifen. Einigen Lesern kann dieses Kapitel vielleicht dabei helfen, die Hintergrundursachen für ihre Panikattacken ausfindig zu machen. Anderen, wie Katy, zeigt es vielleicht nur bestimmte Problembereiche auf, mit denen sie sich noch ausführlicher beschäftigen sollten – am besten unterstützt durch einen guten Freund (eine gute Freundin) oder einen erfahrenen Therapeuten.

Kreuzen Sie alles an, was auf Sie innerhalb eines Zeitraums von 6 Monaten vor der ersten Panikattacke zutraf.

Beziehungen

☐ Hochzeit
☐ In einer Ehe gefangen sein
☐ Unglückliche Beziehung gehabt
☐ Verlust der Unabhängigkeit
☐ Ein Verhältnis gehabt
☐ Trennung oder Scheidung Vom Partner
☐ gewalttätig behandelt oder missbraucht worden
☐ Ernstliche Krankheit oder Tod des Partners
☐ Partner wurde arbeitslos
☐ Tod eines Familienmitglieds
☐ Ernsthafter Streit mit dem Partner
☐ Von zu Hause ausgezogen

Kinder

☐ Geburt eines Kindes
☐ Tod eines Kindes
☐ Hochzeit eines Kindes
☐ Auszug eines Kindes
☐ Krankheit eines Kindes
☐ Ernsthafter Streit mit einem Kind
☐ Partner behandelt ein Kind schlecht

Freunde und Verwandte

☐ Guter Freund (gute Freundin) ist weggezogen
☐ Freunde verloren
☐ Ein Familienmitglied zieht in Ihre Wohnung ein
☐ Betreuung eines (einer) Pflegebedürftigen / Behinderten

Gesundheit

☐ Auftreten oder Verschlimmerung einer Krankheit
☐ Operation
☐ Fehlgeburt, Totgeburt oder Abtreibung
☐ Wechseljahre

Unglücksfälle und Unfälle

☐ Autounfall, Zug-, Schiffs- oder sonstiges Unglück
☐ Verletzt worden
☐ Gesehen, wie andere schwer verletzt wurden oder umkamen
☐ Knapp dem Tod entgangen
☐ Explosion oder Feuer
☐ Fast ertrunken

Kriminalität

☐ Angegriffen, bedroht oder schikaniert worden Vergewaltigt oder sexuell genötigt worden

☐ Opfer eines Raubüberfalles geworden

☐ In eine tätliche Auseinandersetzung verwickelt worden

☐ Als Kläger oder Beklagter an einem Prozess beteiligt gewesen

Studium / Ausbildung

☐ Studium aufgenommen

☐ Ausbildung begonnen

☐ Abschlussexamen abgelegt

☐ Ausbildung abgebrochen

☐ Schwierigkeiten mit Lehrkräften / Ausbildern gehabt

Arbeit

☐ Überarbeitung, Überstunden

☐ Arbeitslos geworden

☐ Pensionierung oder Entlassung

☐ Mehr Verantwortung am Arbeitsplatz

☐ Zu viele Probleme am Arbeitsplatz

☐ Streit mit Vorgesetzten oder Kollegen

☐ Neuer Arbeitsplatz oder Aufgabenbereich

☐ Unzufrieden am Arbeitsplatz

Finanzen

☐ Nicht genug Geld gehabt

☐ Nicht in der Lage gewesen, die Miete zu bezahlen

☐ Nicht in der Lage gewesen, aufgenommene/n Hypothek / Kredit zurückzuzahlen

☐ Angst gehabt, Wohnung / Haus aufgeben zu müssen

☐ Eigentum verloren

☐ Lohnkürzung

☐ Finanzieller Verlust Wiedergewinnung / Wiederinbesitznahme verlorenen Eigentums

Wohnung / Haus

☐ Umzug in eine andere Wohnung / ein anderes Haus

☐ Umzug in eine andere Gegend / ein anderes Land

☐ Aus dem Elternhaus ausgezogen

☐ Wohnung / Haus durch Feuer, Überschwemmung oder sonstiges Unglück verloren

11. Gefühle verarbeiten und Panik verhindern

Als ich die erste Ausgabe dieses Buches schrieb, wusste ich, dass noch etwas fehlt, damit man versteht, was die erste Panikattacke auslöst. Nun, da ich um eine Bearbeitung des Buches gebeten wurde, kann ich erklären, welche Funktion die Verarbeitung von Gefühlen für die Panik hat.

Die Staudamm-Theorie

Wie wir gesehen haben, kann eine Belastung, die von dem Betroffenen oft nicht wahrgenommen wird und vielleicht bereits Monate vor der ersten Panikattacke aufgetreten ist, so stark anwachsen, dass sie eine Panikattacke auslöst. Meinen Patienten gegenüber vergleiche ich dies mit Wasser, das hinter einem Staudamm aufgestaut wird. Das Wasser steigt im Lauf der Monate Zentimeter für Zentimeter. Der Druck wächst ständig an. Irgendwann wird er zu groß, und der Staudamm gibt plötzlich nach. Riesige Wassermassen strömen durch den gebrochenen Damm und zerstören das Land dahinter. So ist auch Panik: plötzlich und zerstörerisch. Ohne dass der Kranke es merkt, hat sich der Druck über Wochen und Monate aufgebaut. Die Panikattacke scheint plötzlich zu kommen, aber das ist nicht wirklich so. Dieser dramatische Vergleich mit dem Staudamm hinkt allerdings ein bisschen. Denn er suggeriert, dass der Kranke wie der Staudamm völlig zerstört wird. Das stimmt aber so nicht. Der Mensch kann gesund werden.

Die Frage ist nun, warum der Betroffene nicht wahrgenommen hat, dass der Druck angestiegen ist. Warum hat er nicht realisiert, dass er unter Stress steht? Warum hat er die Warnsignale seines Körpers nicht wahrgenommen: Erregungszustände, Schlafstörungen, Angstgefühle, Konzentrationsmangel? Wenn diese Zeichen richtig gedeutet werden, lässt sich eine Panikattacke verhindern.

Es gibt noch ein weiteres Problem mit der Staudamm-Theorie. Viele Menschen werden in ihrem Leben mit sehr belastenden Situationen konfrontiert – dem Tod eines nahe stehenden Menschen, der Kündigung oder einer Krankheit. Wenn solche Belastungen Panikattacken auslösen können, wie ich in den beiden vorhergehenden Kapiteln behauptet habe, warum leidet dann nicht jeder, der ein Leben mit vielen Belastungen führt, unter Panikattacken?

Auf die Antwort zu dieser Frage bin ich zuerst durch Panikpatienten selbst gestoßen. Bei Interviews mit Panikpatienten fiel mir auf, wie sie den Umgang mit ihren Emotionen beschrieben. Eine Frau, die ich befragte, sagte:

»Ich fühle Schmetterlinge in meinem Bauch und habe das Gefühl, dass ich weinen möchte. Dann unterdrücke ich meine Gefühle. Ich atme tief ein, halte die Luft an, verkrampfe mich oder lenke meine Gedanken auf etwas anderes – du musst mit dem Hund rausgehen, du musst die Hausarbeit machen. Ich sage: ›Sei nicht so dumm, reiß dich zusammen.‹«

Ein Mann berichtete:

»Ich lasse es zu, in mir so etwas wie Traurigkeit, wie Weinen zu fühlen. So tief lasse ich mich fallen. Aber wenn meine Augen brennen, versuche ich die Tränen zurückzuhalten und das abzuschütteln, woran ich denke. Ich will erst gar nicht anfangen zu weinen,

denn dann werde ich geradezu hysterisch. Beim letzten Mal ende-
te es damit, dass ich gegen die Wand schlug.«

In beiden Fällen waren diesen Panikpatienten Gefühle wie
Traurigkeit zutiefst unangenehm. Sie haben sie beinahe als unnormal oder falsch empfunden.

Ich habe versucht die verschiedenen emotionalen Probleme,
die mir von Patienten beschrieben wurden, zu kategorisieren.
Es gibt folgende Aspekte:

- Der Betroffene versucht jede Emotion zu unterdrücken
  oder zu verdrängen.
- Er schweigt über seine Gefühle und teilt sie anderen nicht
  mit.
- Er drückt seine Gefühle weder in Worten noch in Taten aus.
- Er konzentriert sich auf die körperlichen Symptome und
  nicht auf das Gefühl selbst. Er nimmt zum Beispiel zusam-
  mengebissene Zähne, ein heißes Gesicht, Schwitzen, Zittern
  und Erregung wahr, nicht aber das Gefühl von Wut, das sich
  dahinter verbirgt.
- Ihm fehlt die Verbindung zwischen Ereignis und Emotion. So fühlt er sich z.b. abgelehnt, wenn ein Freund ihn
  ignoriert, es gelingt ihm aber nicht, dieses Gefühl der Ab-
  lehnung mit dem Verhalten des Freundes in Beziehung zu
  setzen.

Könnte es sein, dass diese Schwierigkeiten bei der Verarbeitung
von Emotionen mit der Panik in Verbindung stehen? Ist es möglich, dass ein Mensch, der angesichts einer schwierigen oder belastenden Lebenssituation weint oder schimpft oder offen mit
Freunden oder Verwandten darüber redet, seine komplexen Gefühle richtig verarbeitet und beruhigt? Dadurch kann sich der
Stress nicht bis zu dem Punkt aufbauen, an dem der Staudamm

bricht. Aber was ist mit Menschen, die einen schweren Verlust erleiden oder eine schmerzhafte Erfahrung in ihrem Leben machen, dies für sich behalten, nicht mit anderen darüber reden oder ihre Gefühle in Tränen oder Wut zum Ausdruck bringen? Dies ist meiner Meinung nach der Moment, in dem das Wasser hinter dem Staudamm zu steigen beginnt.

In dieser Phase meiner Untersuchungen handelte es sich lediglich um Beobachtungen und Spekulationen. Ich wollte diese Theorie noch ausführlicher testen. Schließlich entwarf ich einen Fragebogen, um die wichtigsten Aspekte der Verarbeitung von Gefühlen messen zu können. Dann bat ich fünfzig Panikpatienten und 120 Freiwillige, die nicht unter Panikattacken leiden, den Fragebogen auszufüllen und mir zurückzugeben.

Die Ergebnisse waren viel deutlicher, als ich erwartet hatte. Panikpatienten kontrollierten ihre Gefühle in einem viel größeren Maß als die nicht erkrankten Probanden. Die Panikpatienten kontrollierten nicht nur beunruhigende, ängstliche oder besorgte Gefühle, was bei ihnen noch logisch erscheinen könnte, sondern auch Wut und Traurigkeit in einem übertriebenen Maß. Im Vergleich zu den Probanden, die keine Patienten waren, hatten sie auch größere Schwierigkeiten, Gefühle zu benennen und sie mit den Ereignissen in Verbindung zu setzen, die sie verursacht hatten. Sie stimmten eher folgenden Aussagen zu:

– Ich verdränge meine Emotionen.
– Ich unterdrücke meine Gefühle.
– Ich schweige über meine Gefühle.
– Ich finde es schwierig, meine Emotionen zu benennen.

Wenn Panikpatienten schwierige emotionale Ereignisse nicht richtig verarbeiten, eröffnet dies Möglichkeiten, ihnen zu helfen. Wenn wir bessere Strategien zum Verarbeiten von Gefühlen entwickeln, könnte es möglich sein, den Ausbruch der Panik zu verhindern oder, wenn er schon begonnen hat, die Genesung zu unterstützen. Eine Ausnahme von der Staudamm-Theorie bildet allerdings Panik, die durch Drogenkonsum ausgelöst wurde (acht Prozent der ersten Panikattacken). Zwar kann sich neben dem Drogenkonsum hier auch eine Belastung aufgebaut haben, aber in einigen Fällen reicht die Droge aus, um die erste Panikattacke auszulösen.

Wie Sie Gefühle besser verarbeiten können

Das System, mit dem ein Mensch Gefühle verarbeitet, ähnelt ein bisschen unserem Immunsystem. Es muss funktionsfähig sein, um uns vor dem Druck und dem Stress des Lebens zu schützen. Wir stärken unser Immunsystem durch eine gute Ernährung, ausreichend Schlaf und Ruhezeiten – aber wie können wir sicherstellen, dass unser »emotionales Immunsystem« richtig arbeitet?

Die richtige Einstellung

Zuerst einmal ist es wichtig, die richtige Einstellung gegenüber Gefühlen zu entwickeln. Sie mögen darüber lächeln, dass diese Forderung gerade von einem Engländer kommt, wo wir doch dafür bekannt sind, dass wir immer Haltung bewahren. In unserer Kindheit und Jugend übernehmen wir für gewöhnlich unausgesprochene Einstellungen gegenüber Gefühlen: Ob es richtig ist, Gefühle zu haben, wie man sie ausdrückt, was »normal« und was »unnormal« ist. Diese Einstellungen oder »Regeln« mögen von unserer Kultur herrühren, von der Umgebung, in der wir aufgewachsen sind, oder unserer Familie. Ich wurde mir dessen zum ersten Mal bewusst, als ich meine Frau heiratete. In meiner Familie war es normal, den anderen immer zu erzählen, was wir gerade taten, selbst bei Kleinigkeiten, z.b. wenn wir den Raum verließen. In der Familie meiner Frau war es normal, dass jeder »sein eigenes Ding« machte und die anderen nicht darüber informierte. Deswegen brachte es mich regelrecht aus der Fassung, wenn sie den Raum verließ, ohne ein Wort zu sagen. Und sie war verärgert, wenn ich ihr ständig unnötige Informationen über meinen Aufenthaltsort lieferte. Wir haben dieses Problem ziemlich einfach gelöst, nachdem wir verstanden hatten, dass es das Ergebnis von unterschiedlichen »Familienregeln« war.

In einigen Familien lautet eine unausgesprochene Regel, dass Gefühle fest unter Kontrolle gehalten werden sollten und dass es falsch oder ein Zeichen von Schwäche ist, Gefühle zu zeigen. In anderen Familien lautet die Regel, dass Gefühle in Ordnung sind, aber dass es irgendwie ungesund ist, negative Gefühle zu haben. Manche Familien akzeptieren oder diskutieren Gefühle überhaupt nicht. Was auch immer Ihr Hintergrund ist – und es gibt sehr viele verschiedene »Regeln« –, so haben wir doch alle unausgesprochene Einstellungen zu den Gefühlen.

Aber was ist nun eine gesunde Einstellung?

– Gefühle zu haben ist normal und gesund.
– Sowohl positive als auch negative Gefühle zu haben ist normal und gesund. Am Ende eines Kurses über Psychotherapie sagte eine Patientin zu mir:

»Früher wollte ich, dass alles perfekt ist – fast jeden Tag. Ich wollte immer in diesem Glückszustand sein. Ich wollte nicht, dass jemand denken könnte, mit mir sei etwas nicht in Ord-

nung – ich sei wütend oder unglücklich. Ich werde in Zukunft nicht mehr zulassen, dass mir die Einstellung ›Mir kann nichts etwas anhaben‹ Sorgen macht. Denn nun bin ich zu der Schlussfolgerung gekommen, dass Höhen und Tiefen normal sind.«

Diese Patientin ist gesund geworden. Einige Monate später schickte sie mir eine Flugzeug-Postkarte und schrieb, sie sei nun in der Lage gewesen, ohne Panikattacke zu fliegen – das Endziel ihrer Behandlung.

– Gefühle zu erleben unterliegt normalerweise nicht der bewussten Kontrolle. Rationales Denken kann kontrolliert und in gewisse Richtungen gelenkt werden, aber Gefühle funktionieren so nicht. Wir können nicht erwarten, dass sie uns »gehorchen«.
– Gefühle sind Teil unseres Menschseins. Wenn es nur positive Gefühle gäbe, könnten wir nicht angemessen auf die Höhen und Tiefen des Lebens reagieren. Wir hätten ein festgefrorenes Lächeln im Gesicht und wären glücklich, egal ob wir im Lotto gewonnen hätten oder unser bester Freund gestorben wäre. Positive Gefühle erleben zu können bedeutet, dass auch negative Gefühle möglich sind.
– Gefühle können uns nicht schaden. Sie sind Teil eines normalen, gesunden Körpers.
– Gefühle sind nicht primitiv, und sie sind gegenüber dem Verstand oder der Logik auch nicht minderwertig. Der Psychologe Richard S. Lazarus hat es folgendermaßen formuliert:»Wir haben einen Geist, und er enthält sowohl Gedanken als auch Gefühle. Leidenschaft und Vernunft kommen hier zusammen. Es gibt nichts Menschlicheres als Vernunft und Gefühl.« Was wir brauchen, ist die richtige Balance.
– Emotionen zu empfinden ist nicht dasselbe, wie emotional

zu handeln. Wut zu fühlen ist nicht dasselbe, wie wütend zu reagieren, zum Beispiel jemanden anzuschreien, zu beschimpfen oder zu schlagen. In manchen Situationen sind emotionale Handlungen richtig, in anderen aber nicht. Es ist nicht besonders schädlich, unser Handeln zu kontrollieren, aber es ist schädlich, unseren Gefühlszustand zu kontrollieren

Emotionale Erlebnisse zulassen

Grundsätzlich ist es am besten, Gefühle weder zu unterdrücken oder zu kontrollieren noch seine Emotionen abzuschalten oder sich von ihnen zu distanzieren. Es ist allerdings verständlich, dass Menschen mit ständigen unangenehmen Panikgefühlen sich wünschen, sie könnten ihre Gefühle unter Kontrolle halten. Unglücklicherweise ist diese Gewohnheit oft so tief in einem Menschen verwurzelt, dass er schließlich versucht, jedes Gefühl, das sich regt – auch wenn es ein positives ist –, zu kontrollieren. Dadurch verstopft das gesamte emotionale Leben. Die Schwierigkeit bei Panikpatienten besteht darin, dass sie jedes Gefühl als Gefahr empfinden. In ihren Augen erscheint die ganze Welt gefährlich. Für sie ist etwas anderes notwendig: Sie müssen lernen, nicht jedes Gefühl, jede Aufregung, jede Emotion und jede Rührung als bedrohlich einzuschätzen. Gefühle sind vielleicht nicht angenehm, aber sie sind nicht gefährlich.

Perlen der Weisheit

Jede Emotion enthält wichtige Informationen; sie ist eine »Perle der Weisheit«. Das klingt ziemlich merkwürdig, vor allem, wenn man an ständige Panikgefühle denkt. Aber ganz allgemein ist es so, dass unsere Gefühle Informationen enthalten über die Welt um uns herum, über unsere Beziehungen zu anderen Menschen und über unser eigenes Befinden. Der Psychologieprofessor Eugene Gendlin hat einen großen Teil seiner Arbeit darauf verwendet zu verstehen, wie man einen Zugang zu den in Emotionen enthaltenen Informationen findet. Er hat den Ansatz des »Emotionalen Focusing« entwickelt, der den Betroffenen hilft, »auf ihre Gefühle zu hören«.

Andere Psychologen, wie zum Beispiel L. Greenberg, haben ähnliche Ansätze entwickelt. An dieser Stelle möchte ich nun meinen Ansatz vorstellen. Ich nenne ihn »Die drei Ls«: Looking, Labelling, Linking, also Wahrnehmen, Benennen und Verbinden. Um das Beste aus den »Perlen der Weisheit« herauszuholen, die in Ihren Emotionen enthalten sind, gibt es drei einfache Schritte:

Schritt 1: Nehmen Sie Ihre Gefühle wahr

Der erste Schritt besteht darin, dass Sie versuchen, ihre Emotionen wahrzunehmen. Sie können sich fragen: »Wie fühle ich mich in diesem Moment?«, oder: »Wie empfinde ich mein Leben zurzeit?« Welche körperlichen Symptome und Gefühle nehmen Sie wahr? Setzen Sie sich nicht unter Druck, sich ein Urteil darüber zu bilden oder Ihre Gefühle zu verstehen. Bleiben Sie erst einmal dabei, diese Gefühle wahrzunehmen und sich auf sie zu konzentrieren. So wie ein Gutachter ein Gutachten über ein Haus erstellt, sind Sie ein emotionaler Gutachter. Der Gutachter prüft das ganze Haus und nimmt die wichtigsten Fakten auf, aber er ist nicht emotional mit dem Haus verbunden. Er hat einen gewissen Abstand und versucht das Haus objektiv zu sehen. Deshalb sollten Sie im ersten Schritt Ihre Gefühle nur beobachten und ihre Charakteristika wahrnehmen: Wie intensiv sind sie, wo im Körper sind sie beheimatet, wie groß sind sie und welche Eigenschaften haben sie? Diese Beobachtungen sollten Sie anstellen, ohne sich in das Gefühl hineinziehen zu lassen. Das bezeichne ich als »Looking«, also als »Wahrnehmen«.

Schritt 2: Benennen Sie Ihre Gefühle

Der zweite Schritt besteht darin, dem Gefühl einen Namen zu geben. Ist es Wut oder Frustration darüber, dass Sie nicht reden können, oder Frustration darüber, dass Ihr Bruder Sie immer unterbricht, wenn Sie etwas Wichtiges sagen wollen? Jede Bezeichnung wird noch einmal an dem Gefühl gemessen, um zu sehen, wie gut sie passt. Indem Sie die Bezeichnung an das Gefühl anlegen, können Sie diese Bezeichnung immer genauer formulieren. Gendlin weist darauf hin, dass schon allein die Fähigkeit, Gefühle richtig zu benennen, sehr befreiend sein kann. Dies ist also das »Labelling«, das »Benennen«.

Schritt 3: Verbinden Sie Gefühle mit Ursachen

Der dritte Schritt folgt ganz automatisch, wenn Sie gelernt haben, Ihre Gefühle zu benennen. Wenn ein Gefühl richtig benannt worden ist, sollte es möglich sein, es mit dem Ereignis zu verbinden, das dieses Gefühl verursacht hat. Dieses Ereignis kann jemand sein, der Sie kontinuierlich kritisiert, Sie hintergeht oder kontrolliert, oder es kann die Erkenntnis sein, wie unglücklich Sie in Ihrem Job sind. Das Gefühl liefert den Schlüssel für die Ursache. Das bezeichne ich als »Linking«, also als »Verbinden«.

Für Panikpatienten mag es besser sein bei diesen drei Schritten nicht mit Gefühlen wie Angst oder Panik zu beginnen, denn es ist schwer bei einer Sache objektiv zu sein, die einen so sehr überwältigt. Vielleicht können Sie damit einsteigen, dass Sie sich auf Situationen konzentrieren, die Sie wütend oder traurig machen. Dabei sollten Sie wie oben beschrieben vorgehen: Gefühle objektiv wahrnehmen, benennen und schließlich mit den Ursachen verbinden.

Geteiltes Leid ist halbes Leid

Emotionen zu benennen gelingt zwar manchen Patienten, anderen aber nicht. Ein weiterer sinnvoller Weg, um die Verarbeitung von Gefühlen zu unterstützen, besteht darin, mit jemandem zu reden. Ein Gespräch mit einem Freund, Verwandten oder Berater, dem Sie vertrauen, kann in zweierlei Hinsicht enorm hilfreich sein: Erstens versetzt es Sie in die Lage, sich Ihre Gefühle von der Seele zu reden, und zweitens hilft es Ihnen, die Dinge in einem anderen Licht zu sehen. Ihr Gegenüber kann Gedanken oder Wege vorschlagen, die Sie selbst noch nicht erwogen haben.

Problemlösung

Wenn Sie erst einmal erkannt haben, was die Ursache Ihres emotionalen Problems ist, besteht auch die Möglichkeit, es zu lösen. Eine Patientin, die ich wegen ihrer Panikattacken therapierte, stellte beispielsweise fest, dass sie ihrem Vater gegenüber schon immer die Rolle des unterwürfigen Kindes eingenommen hatte. Ihre Panikattacken in der letzten Zeit hingen offensichtlich mit seinen Versuchen zusammen, ihr Leben wieder zu beherrschen. Als sie ihm die Stirn bot, war die Hölle los: Er schimpfte und schrie, aber sie behauptete ihre Position. Indem sie lernte, sich angemessen durchzusetzen, wuchs ihr Selbstbewusstsein, und die Panikattacken gingen zurück. Und auch ihr Vater gab schließlich nach.

Schlafen und vielleicht sogar träumen

Die Verarbeitung von Emotionen geschieht größtenteils unbewusst und ganz natürlich. Das funktioniert alles ziemlich gut, wenn es sich selbst überlassen wird. Schon seit vielen Jahren wissen die Menschen von der heilenden Kraft des Schlafes. Freud wies darauf hin, dass Schlafen keine passive Handlung sei: In seinen Träumen versucht der Mensch unbewusst, die Probleme aus den wachen Stunden zu verarbeiten und zu lösen, so wie man die Teile eines Puzzles zusammensetzt, die durcheinander geworfen wurden. Nicht jeder stimmt dieser These zu, und sie ist schwierig zu beweisen. Aber ich denke, es ist sehr wahrscheinlich, dass Träume der natürliche Weg sind, um schwierige Erlebnisse in unserem Leben zu verarbeiten.

Worte, Worte, Worte

Es kann Teil der Panikerkrankung sein, dass man wie in einer Tretmühle immer und immer wieder versucht zu verstehen oder zu analysieren, was gerade passiert. In gewisser Weise kann das einen Menschen dazu bringen, zu viel zu denken. Eine Richtung in der chinesischen Philosophie besagt, dass das Leben eines Menschen aus der Balance geraten kann, wenn er zu viel denkt, zu verkopft oder zu analytisch ist. Es ist wichtig, dass man seine Zeit auch mit Aktivitäten füllt, die andere Bereiche des Gehirns betreffen, wie zum Beispiel ein Konzertabend oder

der Besuch einer Kunstgalerie oder ein Ausflug ins Grüne – am besten Dinge, die nichts mit Worten zu tun haben.

Ein fröhliches Herz ist eine gute Medizin

Es scheint zwar offensichtlich zu sein, aber es gibt sogar eine solide Forschungsrichtung, die zeigen will, dass die Verarbeitung negativer Erlebnisse leichter gelingt, wenn man vergnügliche Dinge tut, sich auf Spaß und Humor konzentriert und sich eine gute Zeit gönnt. Ob das funktioniert, weil es uns von unserem Elend ablenkt oder weil negative Gedanken aktiv abgebaut werden, weiß ich nicht. Das heißt nicht, dass Sie nun durch die Gegend laufen und künstlich lachen sollten – das wäre ein großer Schwindel. Ich möchte Sie auch nicht dazu bringen, dass Sie versuchen glücklich zu sein oder sich ständig sagen: »Ich bin glücklich.« Es ist wichtig, seinen Gefühlen gegenüber ehrlich zu sein. Die beste Möglichkeit, sich dem anzunähern, besteht darin, sich an den Aktivitäten zu beteiligen, die Sie gewöhnlich zum Lachen bringen oder Ihnen Vergnügen bereiten. Unternehmen Sie fröhliche Dinge und überlassen Sie Ihre Gefühle sich selbst. Ich weiß, es ist schwer, wenn man in ein Loch der Verzweiflung gefallen ist, aber es ist ein Anfang.

All diese Überlegungen und Vorschläge können uns helfen, mit den negativen Erlebnissen, die unser Leid verursachen, umzugehen, sie zu verstehen und eine Verbindung zu ihnen aufzubauen. Das ist besser, als sich vor ihnen zu verstecken, sie zu verleugnen oder zu verdrängen.

ANHANG

Zwangsgedanken

Es war meine letzte Therapiesitzung mit Abigail. Ursprünglich war sie zu mir gekommen, weil sie dieses Buch hilfreich funden und den Eindruck hatte, eine persönliche Therapie würde ihr ebenfalls gut tun. Sie hatte ausgezeichnete Fortschritte in der Bestimmung der Belastungen gemacht, die hinter ihren Panikattacken standen, und sie war nun seit ungefähr sechs Wochen völlig frei von solchen Attacken. Wir verabschiedeten uns, und als sie gerade gehen wollte, erwähnte ich, dass Lion Publishing eine Neuauflage meines Buches produzieren wolle. »Sie müssen ein Kapitel über Zwangsgedanken schreiben«, war ihre spontane Reaktion. »Sie erwähnen es in Ihrem Buch, aber es ist so wichtig, dazu muss es mehr geben.«

Abigail hatte große Angst vor Panikattacken gehabt, und sie wurde von Zwangsgedanken gepeinigt, dass sie anderen schaden könnte. Beides hatte ihr große Sorgen bereitet; glücklicherweise war sie nun frei davon. In der nächsten Woche dachte ich über Abigails leidenschaftliche Bitte nach. Ich zögerte nicht, ihren Rat in die Tat umzusetzen. Offensichtlich war dieser Aspekt für sie sehr hilfreich gewesen, und er fehlte in der ersten Auflage des Buches. Ich kam zu dem Schluss, dass sie Recht hatte. Panikattacken und Zwangsgedanken basieren beide auf Angst und verursachen großes Leid, und manchmal ist es schwer, das eine vom anderen zu trennen. Also begann ich, diesen Anhang zu planen und zu schreiben.

Murphys Gesetz

Wenn Sie ein leckeres Marmeladenbrot essen wollen und es aus Versehen fallen lassen, landet es immer auf der Marmeladenseite. Das ist Murphys Gesetz: Was schief gehen kann, geht schief. Es gibt allerdings eine Ausnahme: Wenn Sie versuchen Murphys Gesetz jemandem zu demonstrieren, landet das Brot immer mit der Marmeladenseite nach oben. Wenn Murphys Gesetz sich in Ihrem Kopf festgesetzt hat, verstehen Sie schon viel von ungewollten Zwangsgedanken. Viele Menschen, die unter Panikattacken leiden, sind nicht von Zwangsgedanken betroffen, also müssen sie auch nichts darüber lesen. Aber wenn Sie das Gefühl haben, Sie sollten mehr darüber wissen, lesen Sie weiter.

»Obwohl du dieses Lied hasst, wirst du es wochenlang summen«

Beinahe jeder Mensch kennt die Erfahrung, dass er das Lied summt, das ihn am meisten nervt. Der Nummer-1-Hit *»The Chicken Song«* aus der Fernsehserie *»Spitting Image«* aus dem Jahr 1986 enthält die Textzeile: »Obwohl du dieses Lied hasst, wirst du es wochenlang summen.« Und sie hatten Recht: Wir haben es wochenlang gesungen! Angstmachende Bilder im Fernsehen oder schmerzliche Lebenserfahrungen haben die Tendenz, in den unpassendsten Momenten wieder in unserem Kopf aufzutauchen. Zwangsgedanken sind im Grunde eine Übertreibung dieser normalen Erfahrungen von Murphys Gesetz, und sie tauchen meistens verstärkt auf, wenn der Betroffene unter Stress steht, müde oder erschöpft ist. Sie werden zum Problem, wenn man sich vor ihnen fürchtet.

Nehmen wir zum Beispiel eine Frau, die mit einem Messer etwas klein schneidet und plötzlich den Gedanken hat, sie könnte ihr Kind damit erstechen. Sie liebt ihr Kind, und es wäre das Allerletzte, was sie tun würde, aber sie hat Angst, dass sie diesen Gedanken in die Tat umsetzen könnte. Immer wenn sie in Zukunft ein Messer anfasst, wird der Gedanke oder Impuls, dass sie ihr Kind erstechen könnte, wiederkehren. Schließlich wird sie die Angst davon abhalten, ein Messer in die Hand zu nehmen, wenn das Kind in der Nähe ist. Wenn ihr klar würde, dass es nur ein dummer Gedanke war, und sie ihn ignorieren würde, könnte er sich nicht zu solch einer Angst entwickeln, die ihr Leben einschränkt.

Zwangsgedanken sind häufig auf die Zukunft gerichtet: Dinge, die ich tun könnte, Gedanken, die ich in die Tat umsetzen könnte. Eine andere Form der zwanghaften Gedanken basiert auf der Vergangenheit: Habe ich dies oder jenes getan? Ein sehr normaler Gedanke ist: »Habe ich das Licht ausgeschaltet/das Gas ausgestellt/die Haustür abgeschlossen?« Und es ist normal, das noch einmal zu überprüfen – aber nur einmal. Wenn der Gedanke – der Zweifel – immer wiederkehrt, auch wenn man es bereits drei- oder viermal überprüft hat, dann drängt sich dieser Gedanke in das Leben des Betroffenen hinein.

Eine extremere Version davon ist die Geschichte eines Patienten, der sich beim Autofahren hundertprozentig konzentrieren musste. Wenn seine Gedanken für ein paar Sekunden abschweiften, dann musste er umdrehen und die Strecke noch einmal abfahren. Denn er musste überprüfen, ob er nicht jemanden angefahren hatte, während er sich nicht auf die Straße konzentriert hatte. Den meisten Menschen ist klar, dass solche Gedanken dumm und übertrieben sind und nicht der Realität entsprechen, aber sie fühlen sich genötigt, die Sache zu überprüfen – nur für den Fall, dass sie eingetreten sein könnte. Zwangsgedanken können folgende Formen annehmen:

- Gedanken über Handlungen, die Sie in der Zukunft ausführen könnten;
- Gedanken darüber, was Sie in der Vergangenheit getan oder etwas wirklich Schreckliches, was Sie vergessen haben könnten;
- Ängste, die Sie als Person betreffen:»Ich werde schizophren«,»Ich verliere mein Gedächtnis«,»Ich verliere die Kontrolle«; der Betroffene versucht häufig zu beweisen, dass diese Vorstellungen nicht der Realität entsprechen, indem er zum Beispiel etwas im Kopf ausrechnet oder mit sich selbst argumentiert, bis er davon überzeugt ist, dass er normal ist;
- ständiges Nachdenken über körperliche Symptome oder die eigenen Denkprozesse mit zuweilen ziemlich komplexen Gedankengängen, wie z. B.:»Wenn ich nicht jeden Gedanken kontrollieren kann, werde ich die Kontrolle verlieren und verrückt werden«;
- der Zwang, ständig zu zählen oder Sätze oder Wörter zu wiederholen;
- schlimme Gedanken oder Wörter, die Ihnen gegen Ihren Willen durch den Kopf gehen.

Das Zwanghafte kann in der Form von Wörtern, Sätzen, allgemeinen Gedanken, zwanghaften Gefühlen oder unangenehmen Bildern auftreten.

Wo dein Schatz ist

All diese komplexen Gedanken und Gefühle können auf ein Prinzip im Sinn von Murphys Gesetz zurückgeführt werden: Die Zwangsgedanken greifen das an, was für einen Menschen am Wertvollsten oder Wichtigsten ist.

Tabelle 2 (s.u.) enthält einige Beispiele, was für manche Menschen das Wertvollste ist und wie diesbezüglich der Zwangsgedanke aussieht. Weil diese Gedanken die wertvollsten Dinge im Leben eines Menschen betreffen, sind sie so zerstörerisch. Wenn der Betroffene anfängt, an diese Vorstellungen zu glauben, wenn er also glaubt, er würde diesen Gedanken verwirklichen, dann verbindet sich der Zwangsgedanke mit einem äußerst schrecklichen Gefühl der Angst.

Tabelle 2: Zwanghafte Gedanken über die wertvollsten Dinge in Ihrem Leben

Das Wertvollste in Ihrem Leben	Zwangsgedanke
Ihr Baby	das Baby verletzen
Ihr Leben	von einem Gebäude/vor ein Auto springen
Gott/Ihre Erlösung	gotteslästerliche Gedanken/die Sünde begehen, die nicht vergeben werden kann
Ihre geistige Gesundheit	die geistige Kontrolle verlieren
Ihr Partner	den Partner verletzen oder töten
Ihre Karriere	etwas sagen oder tun, das ihre Beförderung verhindert
Ihr soziales Ansehen	etwas Lächerliches sagen, sodass andere auf Sie herabsehen

Nur um es noch einmal klarzustellen: Hier handelt es sich um Gedanken. Gedanken unterscheiden sich völlig von Handlungen. Nur weil der Gedanke nicht kontrolliert werden kann, heißt das nicht, dass auch die Handlung nicht kontrolliert werden kann. Handlungen können immer kontrolliert werden. Einen Gedanken zu haben bedeutet noch nicht, auch die Tat zu tun. Gedanken sind unabhängig von Handlungen.

Zwanghafte Gedanken können sich nach dem Prinzip von Murphys Gesetz an der Panik festhaken und das ganze Erleben noch schlimmer machen. Der häufigste Gedanke im Stil von Murphys Gesetz ist: »Wenn ich über Panikattacken nachdenke, wird das eine Attacke auslösen.« Das Letzte, was der Betroffene will, ist eine Panikattacke, und der letzte Gedanke, mit dem er sich beschäftigen will, ist der über Panikattacken. Also, welcher Gedanke kehrt immer wieder? Ja, Sie haben richtig geraten: »Ich werde eine Panikattacke haben.«

Das Merkwürdige ist: Je mehr die Betroffenen versuchen, die Gedanken zu verdrängen, vor denen sie Angst haben, umso häufiger kehren sie wieder. Deshalb richten sich diese Gedanken auch auf die Dinge, die ihnen am wertvollsten sind. Jemand, der sich nicht besonders um seine Karriere sorgt, wird der Vorstellung, dem Chef ins Gesicht zu spucken, keine besondere Beachtung schenken und nicht viel Mühe darauf verwenden, diesen Gedanken zu verdrängen. Wenn aber die Vorstellungen darum kreisen, den zu verletzen, den man liebt, dann wird viel Energie darauf verwendet, diesen Gedanken zu verdrängen. Indem man versucht diese Gedanken zu verdrängen, schenkt man ihnen unbewusst sehr viel Aufmerksamkeit.

Rosa Flugzeuge

Wenn Patienten mit Zwangsvorstellungen zu mir kommen, mache ich häufig das »Rosa-Flugzeuge-Experiment« mit ihnen, um ihnen zu zeigen, inwiefern das Verdrängen von Gedanken den gegenteiligen Effekt hat. Ich beginne mit einer Vorstellung, die sie zuvor wahrscheinlich nie gehabt haben: rosa Flugzeuge. Nachdem ich rosa Flugzeuge erwähnt habe, sage ich: »Wir machen nun ein kleines Experiment. Versuchen Sie bitte nicht an rosa Flugzeuge zu denken. Denken Sie an irgendetwas anderes, aber nicht an rosa Flugzeuge. Wir werden jetzt ungefähr zwei Minuten still sein.« Ich bitte sie, einen Finger zu heben, wenn sie an rosa Flugzeuge denken. Die meisten Patienten heben bereits nach zehn Sekunden den Finger. Nachdem sie dann ungefähr dreißig Sekunden dagegen angekämpft haben, an rosa Flugzeuge zu denken, geht der Finger immer wieder nach oben, bis sie den Versuch schließlich ganz abbrechen. Ganz selten werde ich von jemandem überrascht, dem es tatsächlich gelingt, den Gedanken aus seinem Kopf zu verbannen. Aber den meisten Menschen gelingt das nicht.

Dieses Experiment soll den Patienten zeigen, wie sinnlos es ist, an etwas nicht denken zu wollen. Wenn jemand wirklich Angst vor einem Gedanken hat, beginnt er sein eigenes Rosa-Flugzeug-Experiment. Die Angst vor dem Gedanken motiviert ihn zu versuchen, diesen Gedanken einzudämmen – was, wie wir gesehen haben, die Sache nur noch schlimmer macht. Was für eine Belastung ist es, gegen Gedanken wie diese anzukämpfen! Je mehr man kämpft, umso schlimmer wird es.

Gibt es ein Gegenmittel gegen Gedanken?

Es gibt zwei verschiedene Gegenmittel. Sie sind abhängig davon, welche Denkprozesse für den Betroffenen typisch sind.

1. Der unerwünschte Gast

Wenn Sie Angst vor gewissen Gedanken haben – zum Beispiel sich selbst oder andere zu verletzen – und Zeit und Kraft darauf verwenden, diese Gedanken zu verdrängen oder loszuwerden, dann liegt das Gegenmittel darin, der Ursache Ihrer Angst ins Gesicht zu sehen. Weglaufen funktioniert nicht, der Angst entgegenzutreten schon. In meiner Therapie geht es oft in einer der Sitzungen darum, sich seiner Angst auszusetzen. Bis zu vierzig Minuten lang wird der Patient gebeten, den zwanghaften Gedanken zuzulassen, ihn die ganze Zeit über zu denken oder auszusprechen. Ein Patient sagt beispielsweise alle zehn Sekunden:»Ich werde ihn schlagen.« Im Minutenabstand nennt der Patient eine Zahl zwischen 1 und 10, um anzuzeigen, wie ängstlich er sich fühlt, und ich zeichne auf, wie sich seine Angst im Lauf der Sitzung verändert. Nach und nach wird die Angst immer geringer, und oft verschwindet sie sogar ganz. Wenn man der Angst ins Gesicht sieht, schwindet sie dahin. Ich bitte meine Patienten, diese 30- bis 45-Minuten-Übung noch zweimal für sich selbst zu wiederholen.

Wenn ein Patient weniger davor Angst hat, einen Gedanken zu denken, sondern sich mehr davor fürchtet, was er tut, wenn dieser Gedanke auftaucht, setze ich eine andere Übung ein. Sie soll ihm zeigen, dass er seine Gedanken nicht zwangsweise in die Tat umsetzen muss. Mehr über solche »persönlichen Versuchsreihen« lesen Sie in *Kapitel 16*.

2. Sich selbst aus dem Problem herausdenken

Bei manchen Zwangsgedanken, wie zum Beispiel Zweifeln darüber, was man getan oder nicht getan hat, oder Zweifeln über den eigenen Geisteszustand, kann man viele Stunden mit dem Versuch verbringen, sich selbst aus dem Tief herauszudenken. Man will sich vergewissern, dass man normal ist, oder man versucht, die Vergangenheit rückgängig zu machen. Man will so das Gefühl erlangen, alles sei wieder in Ordnung. Der zwanghafte Gedanke »Ich verliere den Verstand« zum Beispiel beunruhigt und verstört den Betroffenen tief. Deswegen versucht er sich selbst davon zu überzeugen, dass sein Verstand in Ordnung ist. Das Problem liegt darin, dass dies Stunden dauern kann und sich die Gedanken immer und immer wieder im Kreis drehen. Ausgetretene Gedankenpfade kann man jeden Tag immer wieder neu begehen. Der Zustand der Unruhe und das erhoffte Gefühl der Bestätigung (normal zu sein) oder Beruhigung treiben den Betroffenen an, das Ganze immer wieder neu zu durchdenken.

Manchmal erreicht der Betroffene für eine Zeit lang eine gewisse Bestätigung, eine Art Hafen oder Oase, aber dann kehrt derselbe Zweifel wieder, und alles beginnt von vorn. Normalerweise bleibt sein Denken irgendwo mittendrin stecken, bevor er das befriedigende Gefühl eines abschließenden Beweises erlangt. Wenn dies das Muster ist, dann besteht das Gegenmittel darin, die ausgetretenen Gedankenpfade zu verlassen. Es geht darum, keinen Beweis mehr zu suchen und mit dem Gefühl der Beunruhigung, der Unsicherheit oder dem Zweifel zu leben, bis er von selbst verschwindet – was sicher geschehen wird. Wenn der Betroffene sich dem Gefühl der Beunruhigung aussetzt und nicht die üblichen Rituale durchführt, um das Geschehene rückgängig zu machen, wird die Beunruhigung nach ein oder zwei Wochen abnehmen.

Es mag nötig sein, beide Herangehensweisen zu nutzen, um verschiedene Aspekte des Problems anzugehen. Panikattacken und Zwangsgedanken haben dieselbe Wurzel: Angst. So wie es möglich ist, die Panik zu besiegen (auch wenn es Blut, Schweiß und Tränen kostet), ist es auch möglich, Zwangsgedanken zu überwinden.

TEIL IV
PRAKTISCHE THERAPIEVORSCHLÄGE FÜR BETROFFENE

12. VON IHRER EINSTELLUNG HÄNGT ALLES AB!

In den *Kapiteln 12* bis *16* beschreibe ich eine Reihe praktischer Übungen für Betroffene. Sie sind nur ein Teil der Therapie, nicht die Therapie selbst. Das Wissen darüber, was Panikattacken sind (*Kapitel 2* bis *8* dieses Buches), und das Herausfinden der Ursachen (*Kapitel 9* bis *11*) gehören ebenfalls zu einer erfolgreichen Therapie. *Die Kapitel 12* bis *16* geben Ihnen praktische Hinweise, wie Sie das, was Sie über Panik gelernt haben, in die Tat umsetzen können. Sie müssen selbst entscheiden, ob dieser Teil der Therapie für Sie nötig oder nützlich ist.

Bevor wir uns nun dieser praktischen Seite der Therapie zuwenden, möchte ich Sie darauf hinweisen, dass der Erfolg hierbei entscheidend von Ihrer inneren Haltung abhängt. Sie müssen wissen,

– wie Sie mit guten und schlechten Tagen zurechtkommen,
– wie Sie mit Rückschlägen umgehen,
– und dass es sich bei meinen Vorschlägen nicht um eine Wunderkur oder ein Allheilmittel handelt.

Es wird immer Rückschläge geben. Rückschläge sind etwas völlig Normales. Eine Therapie misslingt nicht, weil es Rückschläge gibt, sondern nur dann, wenn der Betroffene falsch auf Rückschläge reagiert. Wir wollen nun einige unterschiedliche Einstellungen betrachten, die Sie als Betroffener haben könnten.

Gute und schlechte Tage

»Schlechte Tage«, an denen ein Patient unter Angst und depressiven Gefühlen leidet, können sehr entmutigend sein. Es ist ganz normal, dass Angst- und Panikpatienten gute und schlechte Tage haben. Sie erleben einen oder mehrere Tage, an dem sie sich verhältnismäßig normal fühlen. Dann treten ohne erkennbaren Grund die schrecklichen Symptome wieder auf. Manchmal dauert dieser böse Spuk länger als nur ein paar Tage – vielleicht eine ganze Woche.

Manchmal erkennen die Betroffenen nicht, aus welchem Grund sie einen schlechten Tag haben, und das kann sie sehr beunruhigen. Manchmal sind schlechte Tage eine Folge von Veränderungen, Stress oder Müdigkeit, manchmal von körperlicher Krankheit wie Grippe, manchmal von prämenstruellen Spannungen und manchmal sind sie einfach darauf zurückzuführen, dass der Betroffene seinen Ängsten gegenüber nicht mehr die richtige Einstellung hat und wieder in alte Gewohnheiten verfallen ist, die seine Situation verschlimmern. Und manchmal scheint es einfach überhaupt keinen Grund für einen schlechten Tag zu geben.

Schlechte Tage sind etwas ganz Normales

Alle Menschen haben gute und schlechte Tage; die meisten messen schlechten Tagen jedoch keine besondere Bedeutung zu. Sie fühlen sich vielleicht nicht besonders wohl, aber sie nehmen das nicht so wichtig. Für Panikpatienten hat ein schlechter

Tag jedoch einen ganz anderen Stellenwert. Sie scheinen schon beim Aufwachen zu wissen, dass ihnen ein schlechter Tag bevorsteht; sie stehen den ganzen Tag unter Spannung und befürchten, eine Panikattacke zu bekommen. Sie bedauern es und sind verärgert, wenn sie gerade eine Zeit lang ganz gut zurechtgekommen sind und dann wieder einer dieser verflixten Tage kommt – wie ein »Freund«, der immer im unpassendsten Moment vor der Tür steht und ein Schwätzchen halten will. Es ist ganz wichtig, dass Betroffene gute und schlechte Tage als etwas völlig Normales akzeptieren lernen – dass sie nicht zu euphorisch sind wegen guter Tage und nicht zu deprimiert wegen schlechter.

Alles für die Katz!

Nehmen wir mal an, ein Patient hat mit dem Therapieprogramm begonnen und enorme Fortschritte erzielt; er hatte eine ganze Woche lang nicht das leiseste Anzeichen von Panik, und auf einmal erlebt er eine intensive, heftige Panikattacke. Der Gedanke, der ihm nun mit größter Wahrscheinlichkeit als Erstes kommt, ist: »Das darf doch nicht wahr sein. Es war alles für die Katz. Ich bin keinen Schritt vorwärts gekommen. Dieses Programm funktioniert nicht. Es hat überhaupt keinen Sinn weiterzumachen.«

Aber die Betroffenen sollten an einem schlechten Tag nicht sagen: »Es war alles umsonst!«, sondern so etwas wie: »Ich bin schon ein Stück vorwärts gegangen. Nun bin ich hingefallen, aber ich werde aufstehen und weitergehen!«

Man kann nichts Neues lernen, ohne ab und zu einen Fehler zu machen

Es ist, als wenn man zum ersten Mal Fahrrad fährt. Es dauert eine Zeit lang, bis man es richtig kann. Wenn jemand beim ersten Hinfallen sagt: »Es klappt nicht – ich werde das nie lernen«, dann gibt er wahrscheinlich auf und lernt es wirklich nicht. Man muss sich darüber im Klaren sein, dass Rückschläge zum Lernprozess gehören, sich den Staub von den Kleidern klopfen und wieder aufsteigen.

Bevor Sie mit diesem Teil der Therapie beginnen, sollten Sie den Gedanken, dass Rückschläge völlig normal sind und dass Sie mit ihnen rechnen müssen, fest in Ihrem Bewusstsein verankern und wissen, wie Sie damit umgehen, wenn – nicht falls – Sie welche erleben.

Der Therapieverlauf ist niemals geradlinig

Die Fortschritte, die im Verlauf einer Therapie erzielt werden, sind meist nicht kontinuierlich und linear. *Abbildung 7* (s. S. 141) was normalerweise geschieht, wenn sich der Zustand eines Panikpatienten zu bessern beginnt, zum Beispiel, wenn der Betreffende die Anleitungen dieses Selbsthilfebuches befolgt oder die Hilfe eines Therapeuten in Anspruch nimmt.

Die absteigende Linie zeigt eine deutliche Verbesserung über einen Zeitraum von sechs bis neun Monaten. Die Linie verläuft jedoch nicht gleichmäßig – von einem Tag zum anderen gibt es starke Schwankungen. Gegen Ende der Therapie sind die Panikattacken jedoch verschwunden. Betrachten Sie bitte Punkt A in der Grafik – sagen wir, es ist ein Montag: Der Patient hat den ganzen Tag lang sehr wenig Angst. Der Dienstag dagegen (Punkt B) ist ein ausgesprochen schlechter Tag. – »Was ist los? O nein, es war alles umsonst.« Der Patient ist entmutigt und verzweifelt; es fehlt nicht viel, und er gibt auf. Aber es war gar nicht alles umsonst – der vermeintliche Rückschlag ist auf die normalen Schwankungen im körperlichen Befinden zurückzuführen. Im Ganzen gesehen macht der Patient Fortschritte. Darum ist es so wichtig, dass Panikpatienten lernen, »auf lange Sicht« zu denken. Sie dürfen sich nicht durch einen schlechten Tag oder eine schlechte Woche aus der Bahn werfen lassen.

Mit der Zeit werden die Erfolge spürbar

Abb. 7: Der Heilungsprozess während der Therapie

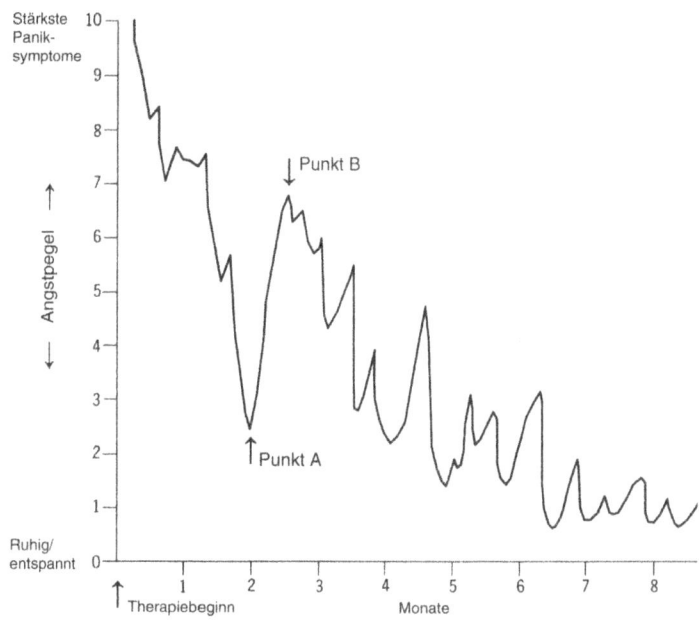

Wenn es einem Betroffenen besser zu gehen beginnt, fallen ihm die schlechten Tage stärker auf. Sagen wir, jemand hat zu Beginn der Therapie an jedem zweiten Tag eine Panikattacke. Sein Zustand bessert sich allmählich, und er hat fünf Tage lang keine Panikattacke. Er hat das Gefühl, dass das Leben wieder lebenswert ist, und beginnt zu hoffen, dass er es diesmal wirklich schafft. Dann, am sechsten Tag, hat er wieder eine Attacke. Das alte Elend kommt zurück, und man kann ihm kaum verübeln, dass er denkt: »Es war alles nur Einbildung. Ich werde mich niemals ändern.« Diese Reaktion ist jedoch ein Hinweis auf die zugrunde liegende falsche Einstellung des Betreffenden. Wir könnten sie die »Spontanheilung-über-Nacht«-Haltung nennen – die Vorstellung, dass unser Problem von einem Tag zum andern völlig verschwinden müsste. Das ist nicht der Fall. Im Verlauf der Therapie werden wir jedoch immer mehr gute Tage erleben und immer weniger schlechte.

Ein Langstreckenläufer sein

Das Wichtigste ist, dass Sie lernen, auf lange Sicht zu denken. Ihr Leben kann sich ändern. An einem schlechten Tag sollten Sie also Folgendes tun:

- sich klar machen, dass es sich nur um einen vorübergehenden Rückschlag handelt;
- die Hoffnung nicht aufgeben; an die Fortschritte denken, die Sie schon erzielt haben, und daran, dass es auch wieder gute Tage geben wird;
- sich vor Augen halten, dass Sie wieder Erfolg haben werden, wenn Sie mit dem weitermachen, was Ihnen schon einmal geholfen hat.

Die drei Aber

Es gibt drei ziemlich häufig genannte Gründe, aus denen Betroffene eine Therapie ablehnen:

Aber ich habe das schon zu lange

Wenn jemand schon seit vielen Jahren unter Panikattacken leidet, dann ist so eine Reaktion sehr verständlich. Aber es ist gleichgültig, ob jemand dieses Problem seit zwei Monaten oder seit zwanzig Jahren hat – es kann behoben werden! Ein Standardwerk über Agoraphobie[24] beschäftigt sich u.a. mit der Frage, ob es gewisse Faktoren gibt, die Rückschlüsse darauf zulassen, welche Patienten im Verlauf der Therapie Fortschritte machen werden und welche nicht. Die Verfasser kommen zu dem Ergebnis, dass »der Therapeut nicht entmutigt sein soll, wenn Patienten sehr ängstlich oder leicht depressiv sind oder wenn sie unter ziemlich ausgeprägten und langandauernden Phobien leiden ... auch mit stark behinderten oder benachteiligten Patienten können überraschende Resultate erzielt werden.« Ich kenne zumindest eine Frau, die zwanzig Jahre lang unter Panik und Agoraphobie litt und trotzdem davon frei wurde.

Wenn Menschen schon so lange unter Angststörungen leiden, dann verstehe ich, dass sie die Hoffnung aufgegeben haben. Wenn es ihnen mal einen Tag lang besser geht, dann sagen sie sich zuerst: »Es ist weg!«, aber dann kommt »es« wieder, immer und immer wieder, bis sie jede Hoffnung auf Heilung aufgeben. Manchen Menschen ist die Angst so vertraut, dass sie sich richtig komisch fühlen, wenn es ihnen besser zu gehen beginnt. Es ist, als ob ihnen plötzlich ein vertrauter Kamerad fehlte, und sie scheinen sich beinahe nach etwas umzusehen, worüber sie sich Sorgen machen könnten. Niemand kann einem (einer) Betroffenen mit hundertprozentiger Sicherheit vollkommene Heilung versprechen, aber mithilfe von Information, Verständnis und dem richtigen Ansatz sind die Chancen, Panikstörungen zu überwinden, sehr gut.

Aber diese Gefühle lähmen mich so sehr

Ein typisches Kennzeichen für Panikattacken ist, dass die Gefühle, die die Betroffenen empfinden, so stark sind und dass sie sich im Laufe einer Attacke dramatisch zu steigern scheinen. Die Symptome können so heftig sein, dass es den Betroffenen schwer fällt, sich zu konzentrieren oder die einfachsten Alltagsaufgaben zu verrichten. Was die Therapie betrifft, macht es jedoch kaum einen Unterschied, wie stark oder wie zahlreich die Symptome sind oder wie häufig Panikattacken auftreten. Es werden durchgängig dieselben Prinzipien angewendet und dieselben guten Resultate erzielt. Nicht nur Menschen mit leichten und/oder seltenen Panikattacken werden geheilt.

Aber das habe ich schon probiert

Auch das sagen Patienten manchmal, wenn man ihnen diesen Teil der Therapie erklärt. Ja, sie haben es schon probiert, aber sie haben ein bisschen hiervon probiert und ein bisschen davon. Ein bisschen von diesem Buch. Ein Zeitschriftenartikel hat dies empfohlen und ein Freund das. Einmal haben sie es mit einer Entspannungskassette probiert, dann haben sie eine Weile Tabletten genommen. Es ist so, als ob man von Wellen hin- und hergeworfen wird – ein bisschen in diese Richtung, und dann ein bisschen in jene.

Worauf es ankommt, ist:

- Entschlossenheit: Man muss weitermachen, Tag für Tag, Woche für Woche. Es wird Rückschläge geben, es wird Niederlagen geben. Was es nicht geben darf, ist Bedauern und Verzweiflung – nur ein unbeirrbares Vorwärtsgehen.
- Der richtige Ansatz: Es hat natürlich keinen Sinn, wenn jemand immer und immer weiter geht, aber in die falsche Richtung; er kommt nie da an, wo er hinwollte. Er muss sicher sein, dass die Richtung stimmt und dass die Methode für ihn richtig ist – und dann dabei bleiben.

13. Die einzelnen Elemente der Angstreaktion

Gleichgültig, ob Panikattacken ursprünglich dadurch verursacht wurden, dass jemand in einer unglücklichen Ehe gefangen war, ein Kind verloren hatte, von zu Hause ausgezogen war oder aus irgendeinem anderen Grund unter Druck stand – sobald jemand seine erste Panikattacke erlebt hat, tritt gleichzeitig auch Angst in sein Leben.

Wenn die Angst an die Tür klopft

Die Betroffenen haben Angst vor weiteren Panikattacken und Angst vor ihren möglichen Ursachen und Folgen. Sie begreifen nicht, was da mit ihnen geschieht.

In diesem Kapitel möchte ich die Angstreaktion noch etwas detaillierter beschreiben und den Betroffenen dadurch helfen, ihre eigene Angst besser zu verstehen und einen Weg aus dem »Teufelskreis der Angst« heraus zu finden. Vielleicht bezeichnen Betroffene ihre Reaktion auf Panikattacken auch gar nicht als Angst. Sie nennen sie vielleicht »Unbehagen« oder »Besorgnis«, oder vielleicht ist es ihnen so gut gelungen, weitere Panikattacken zu vermeiden, dass sie bei sich selbst gar keine Angst feststellen können.

Die Angstreaktion in Zeitlupe

Die Angstreaktion geschieht so schnell, dass es nicht ganz einfach ist zu erkennen, was im Einzelnen geschieht. Einige Videogeräte haben auf ihrer Fernbedienung eine Taste, mit der man einen Film langsamer ablaufen lassen kann. Man kann einen Film so langsam ablaufen lassen, dass man ihn Bild für Bild anschauen kann und Details erkennt, die man unmöglich wahrnehmen kann, wenn man den Film im normalen Tempo sieht. Nehmen wir einmal an, wir könnten die Angstreaktion in ähnlicher Weise verlangsamen. Was würden wir feststellen?

ERSTES BILD

Wir würden sehen, dass das allererste Element der Angstreaktion gar nichts mit dem Gefühl »Angst« zu tun hat. Zunächst geht es nur um »Zur-Kenntnis-Nehmen«.

In der Fachsprache der Psychologen wird dieser Teil der Angstreaktion als Einschätzung einer Situation als Gefahrensituation bezeichnet. Mit anderen Worten: Bevor jemand Angst empfindet, muss er erkennen, dass eine Gefahr droht. Das ist mit Einschätzung der Situation gemeint.[25]

Diese Einschätzung kann eine sehr einfache sinnliche Wahrnehmung sein, zum Beispiel, wenn wir eine Schlange sehen oder Flammen, die um uns herum aufzüngeln.

Diese »einfachen« Gefahren scheinen sowohl bei Menschen als auch bei Tieren eine natürliche, automatische Reaktion auszulösen. Ein anderer »automatischer« Angstauslöser ist Lärm. Schon immer haben Generäle das gewusst und ihren Truppen befohlen, laut zu johlen und zu schreien, wenn sie den Feind angreifen.

Lassen Sie uns ein anderes Beispiel nehmen: Stellen Sie sich vor, wir gehen spät in der Nacht im Stadtzentrum durch eine dunkle Straße. An ihrem Ende sehen wir plötzlich die Umrisse von zwei Männern auftauchen. Als sie uns sehen, bleiben sie stehen und erwarten uns bewegungslos am Ende der Straße. Unsere Einschätzung beinhaltet hier ein ziemlich hohes Maß an geistiger Aktivität. Sie beruht auf dem Wissen, dass in Städten nachts im Schutze der Dunkelheit, wenn wenig Menschen unterwegs sind, die man zu Hilfe rufen könnte, oft Verbrechen verübt werden. Und dass ein Mensch, der am Ende eines Durchgangs steht, uns den Weg abschneidet. Und dass zwei männliche Gestalten, die uns an einem solchen Ort den Weg abschneiden, Gefahr bedeuten. Auch wenn diese Einschätzung in einem Augenblick geschieht, beruht sie auf Überlegungen, Wissen und Erfahrung.

Mit anderen Worten: Bevor unser Körper Angst wahrnimmt, müssen wir zuerst eine Gefahrensituation erkannt haben. Dieses Erkennen kann ein einfaches Wahrnehmen von natürlicherweise gefährlichen Objekten sein oder das Ergebnis unserer Überlegungen und Erfahrungen in Bezug auf das, was für uns gefährlich ist.

ZWEITES BILD

Das nächste Bild der Zeitlupeneinstellung betrifft die körperlichen Empfindungen – all die Symptome, die ich in *Kapitel 4* aufgezählt habe: Schwitzen, Herzrasen, Atemnot, Muskelanspannung, Zittern, Erstickungsgefühle, Hitzewallungen, Schmerzen in der Brust, Schwindel, Benommenheit usw. Wie in diesem Kapitel erläutert, befähigt uns die Angstreaktion, die im Wesentlichen bei allen Menschen gleich abläuft, schnell und effektiv auf eine Gefahrensituation zu reagieren. Sobald eine Situation als gefährlich eingeschätzt wird (erstes Bild), kommt es automatisch zur Angstreaktion und den mit ihr einhergehenden Symptomen.

DRITTES BILD

Das dritte Element der Angstreaktion betrifft die Art und Weise, wie wir uns verhalten. Die starken Angstgefühle veranlassen uns zu einer Handlung. Die üblichen Möglichkeiten sind Flucht, Kampf oder Erstarrung.

Ich hörte kürzlich im Radio ein Interview mit einem zwölfjährigen Jungen, der in den Rocky Mountains von einem Grizzlybären angegriffen worden war. Er schilderte, wie der Bär ihn mit seinen Vorderpfoten angriff und die Krallen in ihn schlug; da ließ er sich wie leblos zu Boden fallen und stellte sich tot. Einige Tage zuvor hatte er ein paar Trapper sagen hören, dass Bären von einem Menschen ablassen, wenn sie ihn für tot halten. Er blieb ganz still liegen und der Bär trottete tatsächlich davon. Der Junge spürte die typischen Angstgefühle (zweites Bild), die ihn normalerweise zur Flucht veranlasst hätten, aber sein Wissen über Bären befähigte ihn dazu, diesen Impuls zu überwinden und ganz still liegen zu bleiben. Er war imstande, seine Reaktion auf die Angstgefühle zu kontrollieren.

Abbildung 8 zeigt die drei Hauptbestandteile der Angstreaktion.

Abb. 8: Die drei Hauptbestandteile der Angstreaktion

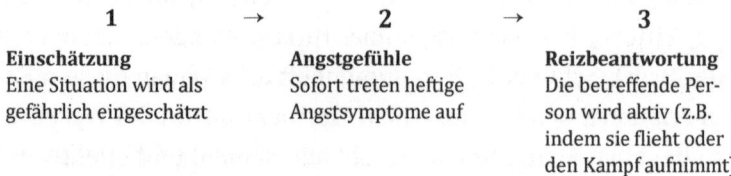

1	→	2	→	3
Einschätzung Eine Situation wird als gefährlich eingeschätzt		**Angstgefühle** Sofort treten heftige Angstsymptome auf		**Reizbeantwortung** Die betreffende Person wird aktiv (z.B. indem sie flieht oder den Kampf aufnimmt)

Wir haben unseren »Film« nun extrem langsam ablaufen lassen, um die einzelnen Elemente der Angstreaktion deutlich erkennen zu können.

In Wirklichkeit läuft die Angstreaktion so schnell ab, dass man den Eindruck hat, die verschiedenen Schritte würden gleichzeitig vollzogen.

Das, was wir denken, gibt den Ausschlag

Eine interessante und wichtige Tatsache ist, dass unsere Angstgefühle dadurch ausgelöst werden, dass wir glauben, in Gefahr zu sein. Wenn wir nicht denken, dass wir uns in einer Gefahrensituation befinden, dann reagiert unser Körper nicht mit Angst. Wenn wir andererseits glauben, in Gefahr zu sein, obwohl das gar nicht der Fall ist, dann reagiert unser Körper genauso, als ob tatsächlich eine Gefahr bestünde. Es hängt hier alles von unserer Einschätzung der Situation ab.

Ich möchte Ihnen an dieser Stelle drei Beispiele für verschiedene Einschätzungsmöglichkeiten geben:

- eine gefährliche Situation als gefährlich einschätzen
  (Abb. 9),
- eine gefährliche Situation als ungefährlich einschätzen
  (Abb. 10),
- eine ungefährliche Situation als gefährlich einschätzen
  (Abb. 11).

Abb. 9: Eine gefährliche Situation als gefährlich einschätzen

Einschätzung	Angstgefühle	Reaktion	Resultat

»Am Ende dieser
dunklen Passage
stehen zwei
Männer und
warten auf mich.
Es ist Mitternacht,
und ich bin in der
Bronx.«

GEFAHR ⟹ Person A ⟹ A macht auf ⟹ A überlebt
empfindet starke dem Absatz kehrt
Angstgefühle und läuft weg

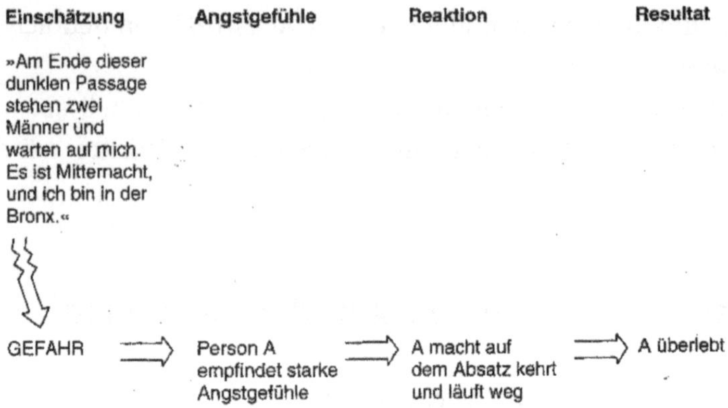

Abb. 10: Eine gefährliche Situation als ungefährlich einschätzen

Einschätzung	Angstgefühle	Reaktion	Resultat

»Die beiden
Männer, die da
stehen, sind
sicher meine
Freunde. Sie
haben ja gesagt,
sie würden auf
mich warten.«

KEINE GEFAHR ⟹ Person B ⟹ B geht weiter ⟹ B wird
empfindet keine auf die Männer zu erstochen
Angstgefühle

150

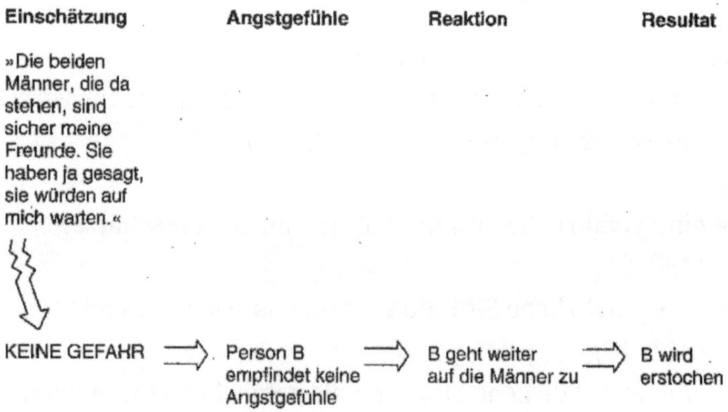

Abb. 11: Eine ungefährliche Situation als gefährlich einschätzen

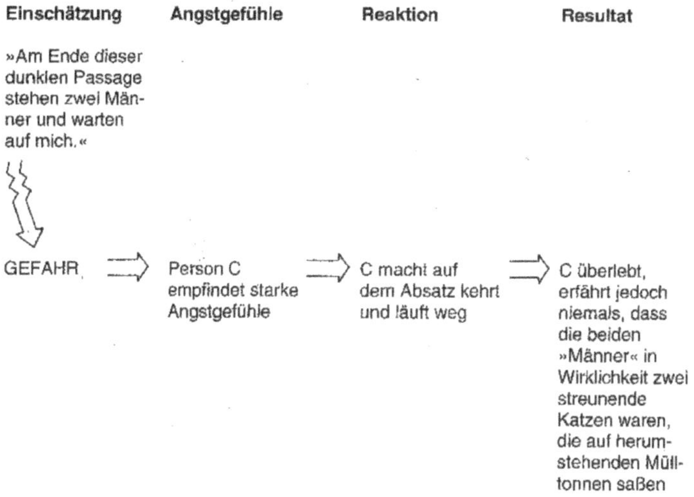

Einschätzung	Angstgefühle	Reaktion	Resultat

»Am Ende dieser dunklen Passage stehen zwei Männer und warten auf mich.«

GEFAHR ⟹ Person C empfindet starke Angstgefühle ⟶ C macht auf dem Absatz kehrt und läuft weg ⟹ C überlebt, erfährt jedoch niemals, dass die beiden »Männer« in Wirklichkeit zwei streunende Katzen waren, die auf herumstehenden Mülltonnen saßen

Lassen Sie uns nun eine Liste von Dingen, die die meisten Menschen für gefährlich halten *(Tabelle 3)*, mit einer Liste von Dingen vergleichen, die Panikpatienten als bedrohlich empfinden *(Tabelle 4)*. Worin besteht der Unterschied zwischen diesen beiden Listen?

Tabelle 3

Was die meisten Menschen für gefährlich halten	Befürchtete Folge(n)
Von einer Bande von Messerstechern bedroht werden	Stichwunden
Von Löwen, Tigern, Bären oder Haien angefallen werden	Verstümmelung oder Tod
Mit dem Auto ins Schleudern kommen	Verletzungen, Tod
Schlangen, Skorpione, giftige Spinnen	Vergiftung durch Bisse oder Stiche
Feuer	Verbrennungen

151

Sturm, Orkan, Erdbeben	Verletzungen
Beim Schwimmen von einer Strömung erfasst werden	Ertrinken
Tobende Menschenmenge	Zu Tode getrampelt werden
Plötzliche starke Schmerzen	Ernstliche Krankheit

Tabelle 4

Dinge, die Panikpatienten als bedrohlich empfinden	Befürchtete Folge(n)
Herzklopfen	Bevorstehender Herzanfall
Schwindel	Bewusstlosigkeit
Atemnot	Sauerstoffmangel
Gefühle von Realitätsverlust	Kontrollverlust; Geisteskrankheit
Benommenheit	Ohnmacht
Starker Harndrang	Einnässen
Lähmungserscheinungen	Bevorstehender Tod

Was die meisten Menschen für gefährlich halten, liegt außerhalb ihrer selbst – sie befürchten, dass ihnen irgendetwas »da draußen« Schaden zufügen oder sie töten könnte. Was Panikpatienten als bedrohlich empfinden, liegt innerhalb ihrer selbst – es sind ihre eigenen Gefühle und Sinneswahrnehmungen. Wenn bestimmte körperliche Empfindungen Gefahr signalisieren, dann hält der Betreffende ständig nach ihnen Ausschau und stellt seine Antennen innerlich darauf ein, Anzeichen drohender Gefahr zu erkennen. Und natürlich erlebt man im Laufe eines Tages oft solche Änderungen des körperlichen Befindens. Das bedeutet, dass Panikpatienten jeden Tag mehrmals Gefahr signalisiert bekommen und Angstgefühle empfinden. Dadurch leben sie tagtäglich in der Hölle ihrer eigenen Ängste.

Missverstandene Gefahr

Panikpatienten gehören definitiv zur dritten Kategorie – sie interpretieren Situationen als gefährlich, die in Wirklichkeit nicht gefährlich sind. Mit anderen Worten, sie reagieren genauso, wie ein anderer Mensch reagieren würde, wenn er von einem Messerstecher bedroht wird. Ihre emotionale Reaktion ist völlig in Ordnung. Das einzig Verkehrte ist, dass sie irrtümlich annehmen, ihnen drohe eine Gefahr, wenn in Wahrheit gar keine vorhanden ist.

Bitte halten Sie einen Moment inne und machen Sie sich klar, was das bedeutet. Es bedeutet, dass Panikpatienten völlig normale Menschen sind. Ihr Verstand funktioniert völlig normal. Ihre emotionale Reaktion auf Gefahr ist genauso, wie sie sein sollte. Sie sind weder geisteskrank noch labil. Sie sind völlig normale Menschen, die schlicht und einfach einen Fehler gemacht haben. Sie glauben, dass sie durch eine Panikattacke, die ihren natürlichen Verlauf nähme, Schaden erleiden würden. Jeder andere Mensch, der das dächte, würde genauso reagieren wie sie.

Das Problem ist also die falsche Einschätzung, und die Lösung besteht in der Entdeckung, dass Panikattacken in Wirklichkeit ungefährlich sind.

Wo soll die Therapie ansetzen?

Bei welchem Element der Angstreaktion sollte die Therapie ansetzen? Wenn wir versuchen würden, die Angstgefühle zu verändern (zweites Bild), könnte das dem Betreffenden schaden; wenn er das nächste Mal mit einer Gefahr konfrontiert wird, könnte er vielleicht nicht mehr angemessen auf sie reagieren. Es wäre möglich, das aus den Angstgefühlen resultierende Verhalten zu verändern (drittes Bild), wie es der Junge tat, der von einem Grizzlybären angefallen wurde. Aber auch wenn es den Betreffenden gelänge, ihr Verhalten zu ändern, würden sie die unangenehmen Angstgefühle trotzdem noch empfinden. Die Therapie der kognitiven Invalidation setzt bei der irrtümlichen Einschätzung an, dass Panikattacken gefährlich sind (erstes Bild). Wenn die Betroffenen wissen, dass Panikattacken ungefährlich sind, werden sie keine Angstgefühle mehr haben.

14. DER ANGST IHREN STACHEL NEHMEN

Wie kann einem Menschen klar werden, dass Panikattacken zwar unangenehm, aber keinesfalls gefährlich sind? Indem er andere fragt, die Panikattacken erlitten haben? Indem er mit einem Freund darüber spricht? Indem er einem Therapeuten zuhört oder einem Experten, der in einer Fernseh- oder Radiosendung spricht? Manchmal hören Panikpatienten von anderen Menschen, dass Panik ungefährlich ist, und legen dann gleichlautende Lippenbekenntnisse ab, aber im Grunde ihres Herzens sind sie nicht davon überzeugt.

Wie kann man an die innere Überzeugung eines Menschen herankommen?

Was sich ändern muss, ist die tiefe innere Überzeugung der Betroffenen. Sie glauben im tiefsten Herzen, dass etwas Schreckliches geschehen würde, wenn sie zuließen, dass eine Panikattacke ihren natürlichen Verlauf nähme.

Sie können vielleicht nicht genau sagen, was dieses Etwas sein könnte, aber auf jeden Fall ist es etwas sehr Schlimmes. Möglicherweise könnten sie sterben, verrückt werden oder die Kontrolle über sich selbst verlieren. Ja, es wäre möglich, und es wäre sehr, sehr unangenehm – diese innere Gewissheit werden sie nicht los.

Wie kann man an diese tiefverwurzelten Überzeugungen herankommen? Man kann sich ja schlecht selbst dazu zwingen, seine Meinung zu ändern, auch wenn die Argumente noch so überzeugend klingen. Innere Überzeugungen lassen sich nicht so einfach wegdiskutieren. Der beste Weg, um herauszufinden, was wirklich geschieht, ist die persönliche Erfahrung; die Betroffenen müssen die Wahrheit selbst entdecken. Sie müssen sich auf ein Experiment einlassen, um zu prüfen, ob das, was sie glauben, den Tatsachen entspricht oder nicht.[2, 3]

Das persönliche Experiment

Wenn Wissenschaftler einen Versuch machen, dann ist er immer so aufgebaut, dass ihre Theorie dadurch überprüft wird; das Ergebnis wird ihre Theorie entweder bestätigen oder widerlegen. Wenn sie behaupten würden:»Ich kenne die Antwort schon; wir brauchen sie nicht zu überprüfen«, dann würden andere sagen:»Beweisen Sie es!« Wenn sie ein Experiment machen würden, das nur beweisen könnte, dass ihre Theorie richtig ist, dann wäre das kein richtiger Test. Ein wissenschaftlicher Versuch ist eher so etwas wie das Werfen einer Münze, die beim Liegenbleiben Kopf oder Adler zeigt – er muss die Theorie, um die es geht, entweder bestätigen oder widerlegen.

Und worum geht es nun bei dem »persönlichen Experiment«? Es soll dazu dienen, etwas zu beweisen oder zu widerlegen, das für das tägliche Leben eines Menschen von großer Bedeutung ist. Menschen, die unter Panikattacken leiden, können ein Experiment machen, um herauszufinden, was mit ihnen geschieht, wenn sie zulassen, dass eine Panikattacke ihren natürlichen Verlauf nimmt.

Unbekanntes Land betreten

An dieser Stelle sagen Betroffene vielleicht: »Aber ich habe das schon tausendmal mitgemacht. Ich weiß genau, was passiert.« Sie gleichen jedoch im Grunde Wissenschaftlern, die ihre Theorie nie wirklich geprüft haben. Hier einige Faktoren, die das entscheidende Experiment verhindern können:

– Sie erinnern sich an ihre ersten schlimmen Panikattacken, die in Ihr Gedächtnis eingemeißelt zu sein scheinen, und sind völlig darauf fixiert. So fällt es ihnen schwer, sich der Gegenwart zu stellen und unbefangen zu überprüfen, was heute geschehen würde.

– Ihre Angst vor dem, was geschehen könnte, ist so groß, dass sie annehmen, dass es geschehen wird. Das ist jedoch nur eine Vermutung, keine bewiesene Tatsache.

– Weil die Gefühle, die mit einer Panikattacke einhergehen, so unangenehm sind, haben sie sich ganz auf ihre Gefühle konzentriert und gar nicht auf das geachtet, was tatsächlich geschieht.

– Sie haben lange Zeit bestimmte Orte, Situationen, Handlungen und Gefühle vermieden oder »Sicherheitsmaßnahmen« ergriffen, um Panikattacken von vornherein aus dem Weg zu gehen. So brauchten sie sich niemals der entscheidenden Frage zu stellen, was ohne all diese Vorsichtsmaßnahmen geschehen würde.

– Ihre »Lebensretter«, durch die sie ihre Panikattacken entschärfen (tiefes Atmen, Entspannung, Alkohol usw.), bewirken, dass die Attacken niemals ihren natürlichen Höhepunkt erreichen. So erfahren sie niemals, was geschähe, wenn eine Panikattacke einfach ihren Lauf nimmt.

Im Folgenden berichtet eine Betroffene, dass sie ihren Alltag in allen Einzelheiten sorgfältig durchgeplant hatte, um alles zu vermeiden, was eine Panikattacke hätte auslösen können:

Ich weiß nur, dass ich schon seit Jahren alles so durchplane; diese Planerei ist ein fester Bestandteil meines Lebens geworden. Ich bin eine wahre Expertin darin. **Ich kann unglaublich schnell denken und erfinde am laufenden Band Notlügen und plausible Entschuldigungen.** *Niemand, der irgendwie in meine Planerei einbezogen war, hat jemals geahnt, dass er ständig manipuliert wurde – da bin ich mir ganz sicher. Aber das kostet alles so viel Kraft, die man besser für andere Dinge einsetzen würde. Das Problem ist nur, wenn ich den Dingen einfach ihren Lauf lasse, betrete ich vollkommen unbekanntes Land.*
F. A.

Um herauszufinden, was wirklich geschieht, muss der Betroffene dieses »unbekannte Land« betreten, und das erfordert sehr viel Entschlossenheit, Mut und ein bisschen Planung.

Terrys Experiment

Damit Sie einen Eindruck davon gewinnen können, wie ein persönliches Experiment aussehen kann, möchte ich Ihnen an dieser Stelle die Geschichte von Terry erzählen, einem erfolgreichen Landwirt, der es aus Angst vor Panikattacken vermied, in Geschäfte zu gehen oder größere Städte zu besuchen. Terry hatte genug von den Beschränkungen, die seinem Leben durch die Panikattacken auferlegt waren, und war außerdem davon überzeugt, dass sie ihn viel Geld kosteten. Sein Fall ist ein Beispiel dafür, wie ein einziges, einfaches, persönliches Experiment der Schlüssel zur Heilung sein kann. Es gibt andere Fälle, die nicht so einfach liegen und eine ganze Serie von persönlichen Experimenten erfordern, von denen jedes Einzelne dazu dient, jeweils eine bestimmte der verschiedenen Befürchtungen des Betreffenden zu überprüfen.

Ich lernte Terry kennen, nachdem sein Hausarzt ihn an mich überwiesen hatte. In unserer ersten Sitzung schilderte er mir seine Ängste und wie sie sich im Laufe der letzten fünf Jahre entwickelt und sein Leben immer mehr eingeschränkt hatten. Die größte Angst hatte er vor dem Kaufhaus C&A in Aberdeen. In der zweiten Sitzung erklärte ich ihm, was Panikattacken wirklich sind und wie wichtig es ist, herauszufinden, was tatsächlich geschieht. Terry wollte sich nicht nach und nach an die Konfrontation mit seinen Ängsten herantasten, sondern gleich »den Stier bei den Hörnern packen«. Bei seinem persönlichen Experiment sollte es um das gehen, wovor er am meisten Angst hatte.

Wir fuhren zusammen ins Stadtzentrum von Aberdeen. Ich parkte mein Auto und nach einer kurzen Lagebesprechung gingen wir zusammen zu C&A. Anfänglich ging er dort sehr schnell hin und her und sah sich alles sehr genau an.

Ich fragte ihn, warum er jedes Etikett zu lesen schien. »Damit ich nicht an Panik denken kann«, sagte er – das war seine persönliche Sicherheitsmaßnahme. Ich bat ihn, sich nicht länger auf diese Weise abzulenken. Er ging darauf ein, lief jedoch immer noch sehr schnell hin und her. »Warum bewegen Sie sich so schnell?«, wollte ich wissen. »So kann ich verhindern, dass ich mich schwindlig fühle«, antwortete er. Ich bat ihn, still stehen zu bleiben. Er tat auch das. Er blieb stehen, mit gespreizten Beinen und in angespannter Haltung. »Warum stehen Sie so da?«, fragte ich weiter. »Damit ich nicht umfalle« – das war seine größte Angst. »Ich möchte Sie bitten, die Füße nebeneinander zu stellen«, forderte ich ihn auf.

Das war sein »Knackpunkt«. Ich hatte ihn um das gebeten, was am allerschwersten für ihn war. Es war der Höhepunkt seines Experiments; nur so konnte er wirklich herausfinden, ob er im Verlauf einer Panikattacke umfallen würde. Zögernd stellte er die Füße dicht nebeneinander. Im selben Augenblick wurde er von Panik erfasst wie von einer Welle, die über ihn hinwegschwappte. Aber zu seiner Überraschung fiel er nicht um, wie er erwartet hatte, und die Attacke dauerte nur ein paar Sekunden. Nach dieser Erfahrung suchte er viele andere Orte auf und überwand die meisten seiner Befürchtungen. Er hatte Angst davor gehabt, es einmal darauf ankommen zu lassen und zu prüfen, ob er wirklich umfallen würde, und hatte alles in seiner Macht Stehende getan, um einer solchen Situation aus dem Weg zu gehen. Als er dann dem, was er am meisten gefürchtet hatte, wirklich ins Auge sah, entdeckte er, dass es nichts gab, wovor er sich fürchten musste.

Ein persönliches Experiment durchführen

Hier nun die einzelnen Schritte, die ein Betroffener vollziehen kann, um herauszufinden, was während einer Panikattacke wirklich geschieht.

Als Erstes muss er sich die Frage stellen:»Wenn ich eine Panikattacke hätte und nicht versuchen würde, sie zu kontrollieren, zu stoppen oder ihr in irgendeiner Form zu entfliehen – was könnte dann geschehen? Wovor habe ich Angst?«

Manche Menschen finden es schwierig, darauf zu antworten. Sie sagen vielleicht, dass sie keine Angst haben, dass irgendetwas Besonderes geschieht. Wenn ich Patienten frage:»Was würde geschehen, wenn Sie nicht aus dem Geschäft laufen würden, wenn Sie eine Panikattacke bekämen?«, dann antworten sie manchmal:»Aber ich würde es niemals so weit kommen lassen.« Mit anderen Worten, sie verfügen über ein so ausgeklügeltes System von Vermeidungsstrategien, dass sie überhaupt nicht mehr darüber nachdenken müssen, was geschehen könnte. Die Betroffenen sollten all diese Strategien fallen lassen und einmal aussprechen, was das Schlimmste wäre, das geschehen könnte. Einige der häufigsten Befürchtungen und (falschen) Glaubenssätze finden Sie in den *Kapiteln 5* bis *8*.

Nachdem sie in Worte gefasst haben, wovor sie sich fürchten, sollten sie eine Reihe von persönlichen Experimenten durchführen, um herauszufinden, ob dies wirklich geschieht.

Ein solches Experiment würde folgende Punkte beinhalten:

1) Auf Vermeidungsstrategien verzichten und sich bewusst in eine Panik auslösende Situation bringen

Das kann beispielsweise bedeuten:

- bestimmte Orte bewusst aufzusuchen;
- sich absichtlich in bestimmte Situationen zu bringen;
- bestimmte Gefühle zuzulassen;
- sich bewusst mit bestimmten bevorstehenden Ereignissen zu beschäftigen;
- bestimmte, Angst auslösende Handlungen zu vollziehen;
- Gedanken über Panik zuzulassen;
- nicht länger zu versuchen, auf Schlaf zu verzichten.

2) Keine Maßnahmen ergreifen, die dazu geeignet sind, eine Panikattacke zu verhindern

3) Nach Beginn einer Panikattacke nichts tun, das ihren Verlauf abschwächt (auf »Lebensretter« verzichten)

Mit anderen Worten: Die Patienten müssen sich bewusst einer Panikattacke aussetzen, ohne in ihren Verlauf einzugreifen. Erst nachdem sie die Schritte 1,2 und 3 vollzogen haben, können sie wirklich wissen, was während einer Panikattacke geschieht. Wenn sie die Probe aufs Exempel machen und feststellen, dass sie nicht sterben, ohnmächtig werden, die Kontrolle verlieren usw., dann werden ihre Panikgefühle nach und nach abgebaut. Natürlich empfinden Panikpatienten solche Experimente als sehr bedrohlich. Man verlangt ihrer Einschätzung nach von ihnen, ihr Leben oder ihre Gesundheit aufs Spiel zu setzen.

Wie ich bereits sagte, war in Terrys Fall nur ein einziges, einfaches persönliches Experiment vonnöten. Bevor wir nun weiter ins Detail gehen, wollen wir uns mit einem komplexeren Fall befassen. Ralph musste eine ganze Reihe von persönlichen Experimenten durchführen, um herauszufinden, dass Panikattacken ungefährlich sind.

15. Ralph – ein Beispiel für eine erfolgreiche Therapie

Der zum damaligen Zeitpunkt 28-jährige Student Ralph hat das von mir beschriebene Therapieprogramm absolviert. Er ist ein authentisches Beispiel dafür, dass auch jemand, der unter sehr schweren Panikattacken leidet, vollständig geheilt werden kann.

Natürlich ist jeder Mensch, der von Panikattacken betroffen ist, völlig einzigartig, und kein Fall gleicht dem anderen in allen Einzelheiten. Ralphs Geschichte hat vieles mit der anderer Panikpatienten gemeinsam; in mancher Hinsicht bestehen jedoch sicherlich Unterschiede. Ungewöhnlich ist die Tatsache, dass er seine ersten Panikattacken bereits im Alter von dreizehn Jahren erlitt – das ist früher als allgemein üblich.

Ich hörte zum ersten Mal von Ralph, als ein Psychiater, der am selben Krankenhaus arbeitete wie ich, mich bat, ihn zu behandeln; es handele sich bei ihm um einen besonders hartnäckigen Fall. Auf dringendes Anraten seines Hausarztes hatte er sich freiwillig in eine geschlossene Abteilung unserer Klinik einweisen lassen. Der Psychiater beschrieb ihn als sehr ängstlich; seine Pulsfrequenz war deutlich erhöht und er schwitzte übermäßig. Er litt unter Magenkrämpfen und befürchtete ständig, die Kontrolle über seine Blase und seinen Darm zu verlieren oder bewusstlos zu werden. Er wurde zunächst mit Fluoxetin behandelt und nach einiger Zeit nach Hause entlassen; allerdings wurde er zur ambulanten Weiterbehandlung an das Clinical Psychology Department überwiesen (in den meisten Fällen werden Panikpatienten ambulant behandelt). Ralph kehrte jedoch bereits am darauf folgenden Tag in die Klinik zurück; er hatte die ganze Nacht kein Auge zugetan und starke Panikgefühle gehabt. Er erhielt Diazepam und Fluoxetin, und der Psychiater bat mich dringend, ihm einen Gesprächstermin zu geben.

Erste Sitzung: Die Angst, verrückt zu werden

Ich lernte Ralph am darauf folgenden Tag kennen. Es war die erste unserer insgesamt dreizehn Sitzungen, die sich über einen Zeitraum von sieben Monaten erstreckten. Ich bat ihn zu beschreiben, was er in der letzten Zeit erlebt hatte. Er hatte das Gefühl, dass er jederzeit durch irgendein Alltagsproblem »über das Kuckucksnest fliegen« könnte – mit diesem Ausdruck meinte er, dass er seine Identität verlieren und ein völlig anderer Mensch werden könnte, der nicht mehr für sich selbst und seine Handlungen verantwortlich wäre und nie wieder normal würde. Außerdem befürchtete er, im Beisein anderer Menschen einen Zusammenbruch zu bekommen, die Kontrolle über seine Gefühle zu verlieren und haltlos zu weinen. Innerhalb des letzten Jahres hatten sich seine Panikattacken verschlimmert. »Mittlerweile würde ich sie Horrorattacken nennen«, erklärte er mir.

Er konnte überhaupt nicht verstehen, warum er so etwas Schreckliches erlebte – er konnte keinen Grund dafür erkennen und war der Meinung, dass sein Leben eigentlich recht glücklich gewesen war. Die Tatsache, dass er keine Ursache für seine Panikattacken erkennen konnte, bewies in seinen Augen, dass er »an einer angeborenen Persönlichkeitsstörung« litt, »für die es keine Heilung gibt«. Durch seinen Aufenthalt in der psychiatrischen Klinik waren seine schlimmsten Befürchtungen bestätigt worden. Er sagte, dass er dort fast ständig unter Panikgefühlen gelitten hätte; dabei hätte er den Eindruck gehabt, diesen hilflos ausgeliefert zu sein. »Es war, als ob ich explodieren müsste … Ich war vor Angst wie gelähmt.«

Bitte beachten Sie an diesem Punkt, dass dieser Mann unter schweren inneren Spannungen, Ängsten und Befürchtungen litt. Sein Problem war nicht, dass er »verrückt« war, sondern dass er befürchtete, es zu sein. Eben diese Befürchtung ließ seine Angst immer größer werden.

Wie alles anfing

Ich bat ihn, mir zu beschreiben, wie sich sein Problem entwickelt hatte – und zwar von Anfang an. Meine Absicht war an diesem Punkt der Therapie, ihn dazu zu bringen, seine Gedanken zu ordnen und zu entdecken, dass seine Panikattacken nach einem bestimmten Muster abliefen und dass sie auch ganz bestimmte Ursachen hatten. Die Fragen, die ich ihm stellte, sollten ihm dabei helfen, diese Gründe und Verbindungen selbst zu erkennen (wie ich es in den *Kapiteln 9* bis *11* beschrieben habe).

Seiner Erinnerung nach waren seine ersten Lebensjahre glücklich gewesen, bis seine Mutter, als er fünf Jahre alt war, einen Nervenzusammenbruch erlitt und ins Krankenhaus kam. Sie war lange Zeit weg, ohne dass ihm irgendjemand erklärt hätte, wieso. Seine Familie reiste viel in der Welt herum. Als er dreizehn war und seine Familie in Trinidad lebte, kam er nach England in ein Internat.

Er kam drei Tage vor Beginn des Schuljahres an. Die ganze Schule war leer, und er schlief ganz allein in einem großen Schlafsaal. Auch am darauf folgenden Tag war er völlig sich selbst überlassen. Es wohnten keine Freunde oder Verwandten in der Nähe. Im Laufe der nächsten Tage trafen andere Schüler mit ihren Eltern ein, aber er hatte von Anfang an das Gefühl, dass er nicht richtig dazugehörte. Er konnte sich immer noch lebhaft an seine erste Panikattacke erinnern. Er saß gerade inmitten vieler anderer Jungen in der Aula. Plötzlich verspürte er schreckliche Angst und hatte das dringende Bedürfnis, die Aula zu verlassen. Er war verwirrt und begriff nicht, wieso er so plötzlich und ohne ersichtlichen Grund von einem so starken Gefühl überwältigt wurde.

Nach diesem Erlebnis begann es ihm Angst zu machen, vor einer Gruppe von Mitschülern zu sprechen; er weigerte sich, das zu tun. An unbekannten Orten begann er sich unwohl zu fühlen. Nach anderthalb Jahren kam er in ein anderes Internat. Es lag in einer Gegend, in der Verwandte von ihm wohnten. Dort fühlte er sich weniger isoliert, und sein Problem verschwand größtenteils.

Im Alter von achtzehn Jahren immatrikulierte er sich an der Universität Birmingham, um Wirtschaftswissenschaften zu studieren. Er wohnte mit einem Freund in einer Wohnung, die in der Nähe der Universität gelegen war; diese Zeit betrachtete er als recht glücklich, da er so gut wie keine Panikattacken hatte. Mit einundzwanzig Jahren legte er sein Examen ab und machte sich in seinem Beruf selbstständig; später zog er nach Cardiff, um in der Nähe seines Vaters zu wohnen, der sich inzwischen von seiner Mutter getrennt hatte.

Als er fünfundzwanzig Jahre alt war, zerbrach seine Beziehung zu der Frau, mit der er sechs Jahre lang zusammengelebt hatte. In dieser Situation brach er alle Brücken hinter sich ab; er verließ seinen Freundeskreis und die vertraute Umgebung und zog von Cardiff in die Nähe von Aberdeen, um dort bei seiner Mutter zu leben. Später schrieb er sich an der Universität Aberdeen zu einem Graduiertenstudium ein und kaufte sich in einem Dorf in der Nähe von Aberdeen ein Cottage.

Als er während seiner ersten Woche in Aberdeen in einem überfüllten Hörsaal saß, erlebte er völlig unerwarteterweise wieder eine Panikattacke. Nach dieser ersten Panikattacke lebte er ständig in der Angst vor weiteren Attacken, und über einen längeren Zeitraum hin stellte er fest, dass er wegen dieser Angst auch die einfachsten Aufgaben nur noch unter großen Schwierigkeiten bewältigen konnte. Er gab sein Studium auf, und sein Leben wurde immer eingeschränkter, bis sich seine Krise so weit zugespitzt hatte, dass er in die Klinik eingewiesen wurde.

Wir arbeiten die Zusammenhänge heraus

An dieser Stelle versuchten wir herauszufinden, ob irgendeine Verbindung zwischen den beiden besonders schweren Panikattacken bestand, die er im Alter von dreizehn und fünfundzwanzig Jahren erlitten hatte. Zunächst konnte Ralph keinen Zusammenhang erkennen, aber nachdem er die Begleitumstände beider Attacken aufgelistet hatte, fiel ihm auf, dass er in beiden Fällen allein gelebt hatte, isoliert von seinem Freundeskreis und seinen Angehörigen. Im Laufe seines Lebens hatte er nur sehr selten irgendwo allein gelebt; meist hatte er irgendwelche Menschen um sich herum gehabt. Diese Erkenntnis war für ihn eine regelrechte Offenbarung. Während er vorher geglaubt hatte, diese »Horrorattacken« seien nur willkürliche Ausbrüche seiner angeborenen »Verrücktheit«, begann er nun zu erkennen, dass sie eine bestimmte Bedeutung und bestimmte Ursachen haben könnten. Am Ende unserer ersten (langen) Sitzung gab ich ihm frühere Entwürfe der Kapitel vier bis acht dieses Buches zum Lesen mit, und wir vereinbarten, uns in einer Woche wieder zu treffen. Am Ende der Sitzung beschloss er, wieder zu seiner Mutter zu ziehen, statt allein in seinem Cottage zu leben.

Zweite Sitzung: Ralphs Ängste im Einzelnen

Eine Woche später berichtete Ralph, dass er sich etwas besser fühle, seit er zu seiner Mutter gezogen sei. Er befand sich zwar immer noch in einem Zustand ständiger innerer Anspannung, hatte jedoch keine weiteren Panikattacken mehr erlitten. Er sagte, dass ihm durch die Lektüre der Kapitel klar geworden sei, dass Panikattacken ihm keinen wirklichen Schaden zufügen konnten. Er hatte auch erkannt, dass er sich bereits zuvor in einem Zustand ständiger Anspannung oder leichter Panik befunden hatte; er hatte jedoch Methoden entwickelt, mit deren Hilfe es ihm gelang, heftige, unkontrollierte Panikattacken zu vermeiden.

Während des größten Teiles unserer zweiten Sitzung bemühten wir uns darum, seine Empfindungen ein bisschen besser zu verstehen.

Er beschrieb seine Symptome folgendermaßen: Er verspürte das Bedürfnis, zur Toilette zu gehen, hatte starkes Herzklopfen, Spannungskopfschmerzen, kalte Hände und Gliederzittern. All diese Symptome traten gleichzeitig auf. Typische Auslöser waren Alleinsein in überfüllten Geschäften oder Gaststätten, Schlange stehen oder allein Auto fahren.

Seine größte, ultimative Angst war, dass eine heftige Panikattacke das chemische Gleichgewicht in seinem Gehirn zerstören und seine Persönlichkeit verändern würde. Er befürchtete, dass das »empfindliche Gleichgewicht« seiner »Verstandeskräfte« gestört werden könnte und »durch ein Übermaß an Angst den Bach hinunter gehen« würde. Er dachte auch, dieses »Übermaß an Angst« würde ihn angespannt und benommen machen und schließlich dazu führen, dass er urinieren und ohnmächtig werden würde. Er fasste all diese Befürchtungen fogendermaßen zusammen: »Ich habe Angst, die Kontrolle über mein Denken und mein Handeln zu verlieren.«

Er ergriff folgende Vorsichtsmaßnahmen:
- er vermied Menschenansammlungen;
- er achtete darauf, in einer Wirtschaft stets einen »Fluchtweg« zu haben;
- er vermied jede Situation, in der er Stress empfand;
- wenn er zum Friseur ging, wählte er dafür einen besonders

günstigen Zeitpunkt aus oder trank vorher etwas Alkohol;
- wenn er eine Bücherei aufsuchte, konzentrierte er sich auf
  die Bücher, um jeden Gedanken an Angst zu vermeiden;
- er nahm in Gegenwart anderer Menschen keine Tassen in
  die Hand;
- wenn er etwas an die Tafel schreiben musste, nahm er vorher ein alkoholisches Getränk zu sich;
- er achtete darauf, dass er körperlich erschöpft war, bevor
  er bestimmte Dinge in Angriff nahm, die er als besonders
  schwierig empfand;
- er trank weniger Tee;
- er suchte in regelmäßigen Abständen eine öffentliche Toilette auf, um zu prüfen, ob er in seine Unterwäsche uriniert
  hatte.

Daneben hielt er sich an eine Reihe von »Lebensrettern«:
- An bestimmten Tagen, wenn er befürchtete, eine Panikat-
  tacke zu erleiden, nahm er Wäsche zum Wechseln mit (aus
  Angst, in seine Kleidung zu urinieren).
- Wenn er zitterte, versuchte er, sich überhaupt nicht mehr
  zu bewegen.
- Er sagte sich selbst: »Wenn ich schließlich verrückt werde,
  werde ich nicht mehr wissen, dass ich verrückt bin, und
  dann macht es mir auch nichts mehr aus.«
- Er stellte sich innerlich auf ein Leben als Behinderter ein.

Ich erklärte ihm, dass er niemals herausfinden würde, was
wirklich während einer Panikattacke geschähe, solange er diese
Strategien beibehielte. Er würde weiterhin in der Überzeugung
leben, dass das befürchtete »Übermaß an Angst« dazu führen
könnte, dass er die Kontrolle über seinen Körper und seinen
Geist verlöre.
  Die von ihm angewendeten Sicherheitsmaßnahmen stoppten

die Panikattacken schon im Entstehen oder bewirkten zumindest, dass sie in ihrer Wirkung abgeschwächt wurden, sodass er nie erfuhr, was wirklich geschehen würde. Ich erklärte ihm, dass er sich selbst bewusst in Situationen begeben müsse, die dazu geeignet waren, eine Panikattacke auszulösen – er sollte sein gewohntes Verhalten, sich zu »entziehen«, wie er es nannte, aufgeben.

Dritte Sitzung: der »Knackpunkt«

Nach einer Woche sahen wir uns wieder. Ralph wohnte weiterhin bei seiner Mutter und fühlte sich nicht mehr so isoliert wie zuvor. Er schlief jetzt auch besser. Er hatte an dem Gedanken festgehalten, dass Panikattacken, wenn man ihnen ihren natürlichen Verlauf lässt, von selbst wieder abklingen, wie ich es ihm in der vorangegangenen Sitzung erklärt hatte. Er hatte in beschränktem Rahmen versucht, das selbst zu testen, indem er sich für kurze Zeit in Supermärkte begeben hatte.

In unserer dritten Sitzung sollte es darum gehen, dass Ralph sich in meinem Beisein bestimmten Alltagssituationen aussetzte. Die Sitzung sollte nicht in meinem Büro stattfinden, sondern wir wollten zusammen in die Stadt gehen und dort bestimmte Dinge üben. Ich erklärte Ralph noch einmal, dass er versuchen sollte, selbst eine Panikattacke auszulösen und sie dann durchzustehen, ohne von seinen üblichen Schutz- und Rückzugsmechanismen Gebrauch zu machen. Wir hatten bereits festgestellt, dass große Geschäfte in seinem Fall besonders dazu geeignet waren, eine Panikattacke auszulösen. Also schlug ich ihm vor, ins Stadtzentrum von Aberdeen zu gehen und dort ein großes Geschäft aufzusuchen. Wie bei den meisten meiner Patienten war das die Situation, die er am meisten fürchtete, aber ich glaube, es war ihm klar, dass er keine großen Fortschritte machen würde, wenn er sich nicht an diese Hürde heranwagte.

Also stiegen wir in mein Auto und fuhren ins Stadtzentrum. Dort parkten wir und gingen zu Debenhams. In Aberdeen befindet sich Debenhams in einer Einkaufspassage und hat drei Stockwerke. Wir begannen mit dem Erdgeschoss; dort gibt es Parfüm, Schmuck, Herrenkleidung und Sportartikel. Obwohl Ralph Angst verspürte, interessierte er sich für die Abteilung Herrenkleidung – wegen seiner Angst vor einer Panikattacke hatte er in den letzten zwei Jahren nur Kleidung eingekauft, die er in dem kleinen Dorfladen bekam (abgesehen von dem, was Verwandte hin und wieder für ihn besorgten). Während wir herumgingen und uns umsahen, wurde er von einer kurzen Panikwelle erfasst, die jedoch schnell wieder vorüberging. In solchen Situationen finden meine Patienten sicher, dass ich eine richtige Nervensäge bin, denn ich frage immer wieder: »Ist die Attacke von allein vorbeigegangen, oder haben Sie etwas getan, um sie zu stoppen?« Ich will damit die kleinen Tricks und »Lebensretter« entlarven, auf die meine Patienten zurückgreifen, um eine Panikattacke abzuschwächen. Doch, ja, er hatte sich innerlich stark angespannt, damit die Panikgefühle nicht stärker wurden. Ich erklärte ihm noch einmal, dass er versuchen sollte, die Angst einfach zuzulassen, ohne sie in irgendeiner Form zu unterdrücken.

Als Nächstes fuhren wir mit der Rolltreppe in die zweite Etage. Wieder gingen wir umher und sahen uns um; da es auf diesem Stockwerk jedoch fast nur Damenkleidung gab, fuhren wir weiter in die dritte Etage. Ich bat Ralph, sich dort allein umzuschauen, und als wir uns wie vereinbart fünf Minuten später wieder an der Rolltreppe trafen, sagte er mir, dass er ein kurzes, intensives Panikgefühl verspürt hatte, das jedoch wieder verschwunden war. Daraufhin bat ich ihn, weitere zwanzig Minuten allein auf dieser Etage zu verbringen, bevor wir uns wieder treffen würden. Auch das gelang ihm zufriedenstellend – er hatte sich die meiste Zeit innerlich angespannt gefühlt, aber keine Panik empfunden. Zum Schluss setzten wir uns noch in das Selbstbedienungsrestaurant des Kaufhauses, um bei einer Tasse Kaffee zu besprechen, was er in dieser »Sitzung« erreicht hatte und welche Übungen er bis zu unserer nächsten Sitzung eventuell allein durchführen könnte. Das hört sich vielleicht wie ein angenehmer Abschluss an, aber ein Lokal aufzusuchen brachte seine eigenen Schwierigkeiten mit sich – zum Beispiel in der Schlange stehen, an einen Stuhl festgenagelt zu sein und sein Getränk austrinken zu müssen. Wir waren beide sehr zufrieden mit dem, was Ralph erreicht hatte. Sein Selbstvertrauen hatte zugenommen, und, wie ich in der nächsten Sitzung feststellen würde, er war schon dabei, seinen eigenen Feldzug gegen die Angst zu planen.

Vierte Sitzung: Fortschritte!

Nach einer Woche kam Ralph wieder. Er war allein in einen Supermarkt gegangen und hatte eine vollständige Panikattacke erlebt, die ihren natürlichen Höhepunkt erreichte und dann wieder abebbte. Während der Attacke war er sich, wie er sagte, seiner Umgebung nicht bewusst gewesen, und danach fühlte er sich erschöpft und niedergeschlagen. Er hatte eine Offenbarung erwartet, aber er hatte nur das Gefühl, eine Niederlage erlitten zu haben. Nach einigen Tagen sah er diese Erfahrung jedoch in einem anderen Licht.

Er hatte sich dazu gezwungen, noch einmal in den Supermarkt zu gehen und alles einzukaufen, was er im Lauf der Woche brauchen würde. Er verließ den Supermarkt erst, als er alles gekauft hatte, was auf seinem Einkaufszettel stand, wodurch er etwa zwanzig Minuten lang im Supermarkt »gefangen« war.

Er hatte ein Fußballspiel in Elgin besucht und sich während der ersten Halbzeit schrecklich gefühlt, in der zweiten jedoch viel besser. Außerdem war er (zum ersten Mal) allein die vierzig Meilen nach Aberdeen zu unserer Sitzung gefahren. Er hatte zuvor gedacht, es wäre eine Art Wundermittel, sich selbst dazu zu zwingen, eine Panikattacke auszuhalten. Jetzt hatte er erkannt, dass diese Sicht übertrieben war und dass er Zeit und Ausdauer brauchen würde, um die Panikstörungen zu überwinden.

In der vierten Sitzung schilderte er mir die Übungen und die begleitenden Gefühle. Ich fand, dass Ralph im Laufe dieser Woche sehr viel Mut bewiesen hatte!

Fünfte Sitzung:
Komm, Angst – bringen wir's hinter uns!

Wieder verging eine Woche, und als Ralph zur Sitzung kam, standen auf seiner Erfolgsliste der Supermarkt, die Bücherei, ein Fußballspiel, ein riesiges Einkaufszentrum in Dundee und drei Stunden in einem überfüllten Restaurant. Er hatte sich an all diesen Orten so lange aufgehalten, bis die Panikgefühle von selbst aufhörten. Er war inzwischen viel zuversichtlicher geworden und bereit, neue Dinge auszuprobieren. An guten Tagen fühlte er sich den ganzen Tag über ausgeglichen und ruhig und spürte nur gelegentlich eine leichte Anwandlung von Panik. Sein schlimmster Prüfstein war der Besuch der Bücherei gewesen; dort hatte er eine schwere Panikattacke gehabt. »Komm nur«, hatte er sich gesagt, »bringen wir's hinter uns.« Er hatte jetzt den Eindruck, dass die schwersten Übungen die besten waren – sie gaben ihm die Bestätigung, dass er sich auf dem Weg der Besserung befand. Er war auch der Meinung, dass die Therapie ihm dabei half, nicht zu sehr nach innen zu blicken.

ALLEINSEIN

Ralph begann sich nun mit dem Gedanken zu beschäftigen, dass er sich sozusagen selbst wieder in die Gesellschaft einführen musste. Er hatte bemerkt, dass die Panikattacken meist dann auftraten, wenn er sich in einer neuen Umgebung befand oder Dinge allein tun musste, ohne die Unterstützung anderer Menschen.

An diesem Punkt verbrachten wir ziemlich viel Zeit damit, darüber zu sprechen, was Alleinsein für Ralph bedeutete. Wir beschäftigten uns mit seiner Vergangenheit, um die Gründe für seine gegenwärtigen Probleme zu entdecken (wie in den *Kapiteln 9* bis *11* beschrieben), statt uns auf praktische Übungen zur Überwindung der »Angst vor der Angst« zu konzentrieren.

Alleinsein war für Ralph gleichbedeutend mit »nicht geliebt werden«. Bis zum Alter von dreizehn Jahren war die Liebe und Zuwendung, die er erhalten hatte, eher spärlich bemessen gewesen.

Seine Mutter hatte ihn nicht viel Zuneigung spüren lassen, und er hatte seine Eltern immer als etwas distanziert empfunden. Als seine Eltern in Erwägung zogen, ihn ins Internat zu schicken, hatte er ihnen gesagt, dass er lieber bei ihnen und ihren Freunden bleiben würde, auch wenn er dann eine weniger gute Ausbildung bekäme. »Aber ich hatte immer das Gefühl, dass sie mir überhaupt nicht zuhörten.«

Als er dann allein im Internat war, dachte er, dass seine Eltern ihn nicht lieben würden, weil sie ihm das angetan hatten, und »dass ich, wenn sie mich nicht liebten, niemals in meinem Leben erfahren würde, was Liebe wirklich ist, und niemals eine Beziehung zu jemandem würde aufbauen können.«

Sechste bis achte Sitzung:
Nun, nachdem die Angst verschwunden ist ...

Die ersten fünf Sitzungen könnte man als »Kerntherapie« bezeichnen. Danach bekamen die Sitzungen eine etwas andere Form. Sie hatten nun folgende Bestandteile:

- Wir besprachen die praktischen Übungen, die Ralph durchgeführt hatte, und legten fest, welche Schritte er als Nächstes unternehmen würde.
- Ich erinnerte ihn an bestimmte Grundprinzipien, z.B. daran, dass er auf seine gewohnten Sicherheitsstrategien verzichten solle, und daran, dass es normal sei, gute und schlechte Tage zu erleben und gelegentlich Angst zu verspüren.
- Wir besprachen seine Neigung zu Pessimismus und negativem Denken. Er hatte oft Gedanken wie: »Wenn es mir nach dieser Therapie nicht besser geht, dann werde ich dieses Problem nie überwinden«, und: »Ich bin abhängig von den Sitzungen. Wenn die Therapie vorbei ist, werde ich mich nicht länger von meinen negativen Gedanken befreien können – allein habe ich nicht die Kraft dazu.«
- Wir beschäftigten uns mit der Frage, ob er wirklich »ein ganz normaler Mensch« sei oder ob er unter irgendeiner Form von Geisteskrankheit litte.
- Wir beschäftigten uns noch ausführlicher damit, was es für Ralph bedeutete, allein und »entfremdet« zu sein, und mit seinem Bedürfnis nach Sicherheit.
- Wir beschäftigten uns mit seinem Selbstwertgefühl, und zwar im Zusammenhang mit der Frage des Alleinseins. Im tiefsten Innern hatte er immer gedacht: »Wenn ich allein bin, heißt das, dass ich nicht geliebt werde. Und wenn ich nicht geliebt werde, dann liegt das daran, dass ich nicht

liebenswert bin. Ich kann daraus schließen, dass ich kein besonders netter Mensch bin.«

Bei unserer achten Sitzung berichtete er, dass er nicht länger glaube, er könne die Kontrolle über sich selbst verlieren, und dass er an Orten, an denen er zuvor große Probleme gehabt hatte, kaum noch Angst verspüre. Er sagte, er habe in der Vergangenheit so viel Zeit damit verbracht, Angst vor dem zu haben, was in seinem eigenen Körper vorging, dass er nicht gelernt habe, mit Bedrohungen umzugehen, die von außen kamen. Er betonte auch, dass die Angst in seinem Leben eine so große Rolle gespielt habe, dass andere Gefühle im Keim erstickt oder nur kümmerlich entwickelt worden seien, und dass er nun Zeit für die Entwicklung seines emotionalen Lebens brauche. Er müsse, wie er es ausdrückte, »emotionale Stärke« entwickeln.

Der wesentliche Durchbruch war, dass er beschlossen hatte, wieder allein zu leben. Er war der Meinung, dass es für ihn nun an der Zeit sei, wieder zurück in sein Cottage zu ziehen. Er begann nach dieser Sitzung, diesen Plan Schritt für Schritt in die Tat umzusetzen.

Neunte Sitzung:
Zum »Ort des Geschehens« zurückkehren

Ralph erklärte mir, wie schwierig es für ihn gewesen sei, »zu dem Ort zurückzukehren, an dem ich dachte, ich würde verrückt werden«. Da gab es so vieles, was ihn dazu verleiten wollte zu denken: »Ich werde verrückt« und sich beispielsweise aus dem Fenster zu stürzen. »Aber«, so sagte er, »ich halte an dem Gedanken fest, dass es nicht Verrücktsein ist, sondern einfach Angst.«

Sitzung zehn bis zwölf: Ist es möglich, Ängste zu vergessen?

Zum Zeitpunkt unserer zehnten Sitzung kam Ralph recht gut damit zurecht, wieder allein zu leben, und in der elften Sitzung berichtete er, dass er »fast vergessen« habe, wie ängstlich er in überfüllten Geschäften war. Er verspürte manchmal in bestimmten Situationen eine gewisse Anspannung oder Ängstlichkeit und hatte gute und schlechte Tage, war jedoch im Großen und Ganzen ruhig.

Wir benutzten die wenigen verbleibenden Therapiestunden dazu, um über sein Leben im Allgemeinen zu sprechen, darüber, wie er seine Beziehungsfähigkeit verbessern könnte und welche Perspektiven er für sein privates und berufliches Leben hatte. In der Vergangenheit hatte er mit anderen Menschen (zum Beispiel seinen Eltern oder Lehrern) nur selten über seine Gefühle gesprochen. Nun erzählte er, dass sich die Beziehung zu seiner Mutter sehr verbessert habe und dass er in der Lage gewesen sei, ihr einige seiner Schwierigkeiten und Probleme mitzuteilen. Zu seiner Überraschung habe sie ihm zugehört und ihm Verständnis entgegengebracht.

Dreizehnte Sitzung: Das letzte Band zerschneiden

In der dreizehnten Sitzung (unserer letzten) sagte Ralph: »Die Angst ist jetzt fast völlig verschwunden.« Manchmal wachte er nachts mit dem Gedanken auf: »Wo werde ich leben?« Aber er hatte sich dazu entschlossen, erst einmal abzuwarten, wie die Dinge sich entwickelten. »Ich mache mir keine Sorgen über die Zukunft«, stellte er fest. Gegen Ende dieser Sitzung erklärte er mir, er habe das Gefühl, dass er nun die Verbindung zu mir abbrechen sollte – unsere Sitzungen seien für ihn eine Quelle der

Sicherheit gewesen, und nun wolle er sich allein hinaus in die Freiheit wagen. Obwohl es immer traurig ist, sich von einem Patienten zu verabschieden, zeigte mir Ralphs Entschluss, wie stark und gesund er inzwischen geworden war.

16. ARBEITEN SIE IHRE PERSÖNLICHE VERSUCHSREIHE AUS

Lassen Sie uns nun eine detaillierte persönliche Versuchsreihe für Sie ausarbeiten, mit deren Hilfe Sie lernen werden, Ihre Ängste von Grund auf zu verstehen und zu überwinden. Ich möchte Ihnen einige Schritte vorschlagen, die Sie tun können, um herauszufinden, was während einer Panikattacke wirklich geschieht:

– Machen Sie eine Liste der Situationen, die besonders schwierig für Sie sind oder die Panik auslösen können. Diese Liste könnte etwa folgendermaßen aussehen:

1) Menschenansammlungen, vor allem in großen Kaufhäusern
2) Schlange stehen
3) In einem Geschäft sein, ohne den Ausgang sehen zu können
4) Am Abend zu Hause sitzen und mich entspannen
5) Treppen steigen

– Schreiben Sie nun die »Sicherheitsmaßnahmen« auf, die Sie in den entsprechenden Situationen ergreifen, um eine Panikattacke zu vermeiden. Zum Beispiel:

1) Menschenansammlungen
Ich nehme ein Beruhigungsmittel ein, bevor ich aus dem Haus gehe.
Ich nehme einen Freund mit.

Ich meide große Kaufhäuser und gehe nur in kleine Geschäfte.
Ich kaufe nur wochentags ein, wenn weniger Leute unterwegs sind.
Ich gehe nur spontan einkaufen (wenn ich mich gut fühle).
Ich gehe nur an »guten Tagen« unter Leute.

2) Schlange stehen
Ich gehe nicht in Supermärkte.
Ich stelle mich immer bei der kürzesten Schlange an.
Ich kaufe immer nur ein paar Dinge auf einmal ein.

3) In einem Geschäft sein, ohne den Ausgang zu sehen
Ich achte schon beim Hineingehen darauf, wo der Ausgang ist.
Ich vermeide Geschäfte, in denen ich »in die Falle« geraten könnte.
Ich bleibe immer in der Nähe des Ausgangs.
Ich sorge dafür, dass ich den Ausgang immer sehen kann.
Ich sorge dafür, dass ich meinen Freund/Partner immer sehen kann.

4) Am Abend entspannt zu Hause sitzen
Ich mache immer irgendetwas.
Ich beschäftige mich in Gedanken immer mit irgendwelchen Dingen, um mich abzulenken.
Ich achte darauf, nicht zu lange fernzusehen.
Ich bleibe innerlich immer angespannt.
Ich schaue mir nichts an, was mich aufregt– keine Gewaltszenen und keine Sendungen über psychische Störungen.

5) Treppen steigen
Ich tue nichts, bei dem ich mich innerhalb kurzer Zeit sehr
anstrengen muss.
Ich schleiche die Treppe hoch.
Ich achte darauf, dass ich nicht zu oft nach oben muss.

– Fertigen Sie eine Liste mit Ihren »Lebensrettern« an;
  schreiben Sie alles auf, was Sie tun, um eine Panikattacke
  abzuschwächen oder zu stoppen. Dazu könnte etwa Folgendes gehören:

Ich atme tief durch.
Ich versuche mich zu entspannen.
Ich sage mir selbst: »Es wird nichts passieren. Es ist alles in
Ordnung.«
Ich nehme eine Tablette.
Ich sehe mich nach einem Stuhl um und setze mich.
Ich lege mich aufs Bett.
Ich sehe mich nach einer Wand um und lehne mich an.
Ich renne irgendwohin.
Ich ohrfeige mich selbst.
Ich schüttele heftig mit dem Kopf.
Ich rufe den Arzt oder einen guten Freund.
Ich trinke Wasser.
Ich trinke ein alkoholisches Getränk.
Ich versuche mich durch Lesen oder Kopfrechnen abzulen-
ken.

Sie sollten als Betroffene(r) Folgendes tun:
– sich bewusst in gefürchtete Situationen begeben (beispielsweise Menschenansammlungen),
– dabei auf Sicherheitsmaßnahmen (wie Beruhigungstablet-
  ten)

– und »Lebensretter« (zum Beispiel tiefes Durchatmen) verzichten.

Es ist sehr empfehlenswert, schriftlich (zum Beispiel in Form eines Tagebuchs) festzuhalten, was Sie erreicht und wie Sie sich dabei gefühlt haben. Hierbei kann es hilfreich sein, die Intensität der Angstgefühle mithilfe einer Punkteskala zu bewerten (s. *Tabelle 5*):

Tabelle 5: Punkteskala zum »Messen« des Angstpegels

voll- kommen entspannt		etwas angespannt		ziemlich erregt		sehr angespannt		äußerst angespannt und angstvoll		stärkste Panik- symptome
0	1	2	3	4	5	6	7	8	9	10

Jedes Mal, wenn Sie etwas Neues ausprobieren, können Sie die Gefühle, die diese Tätigkeit begleiten, anhand der Punkteskala bewerten und das Ergebnis schriftlich festhalten. So können Sie feststellen, ob die Angstgefühle schwächer werden oder nicht.

Ein Schritt nach dem anderen

Manche Menschen möchten, wenn sie einmal verstanden haben, worum es geht, »den Stier bei den Hörnern packen« und sich gleich der Situation aussetzen, die ihnen am meisten Angst macht. Andere sind vorsichtiger und brauchen vielleicht zu Anfang einen Freund oder Verwandten, der sie unterstützt. Wenn das der Fall ist, dann sollte diese Person ebenfalls das vorliegende Buch lesen, damit sichergestellt ist, dass sie versteht, was Panikattacken sind und worauf es bei ihrer Behandlung ankommt. In den meisten Fällen muss der Betroffene eine ganze Reihe von persönlichen Experimenten durchführen.

Zunächst möchte der (die) Betroffene vielleicht etwas ausprobieren, das nicht allzu schwierig erscheint – zum Beispiel, abends entspannt zu Hause zu sitzen. Als erstes Experiment nimmt er (sie) sich vielleicht vor, eine Stunde lang fernzusehen, ohne sich selbst abzulenken, zwischendurch aufzuspringen und sich mit anderen Dingen zu beschäftigen. Zu diesem Zeitpunkt möchte er (sie) vielleicht eine »sichere« Sendung anschauen (keine Gewalt und nichts über Geisteskrankheiten). Bei weiteren Experimenten wählt er (sie) dann vielleicht bewusst eine schwierigere Sendung aus oder schaltet einfach aufs Geratewohl den Fernseher ein, ohne zu wissen, was gesendet wird.

Was werden Betroffene nach ihrem ersten Experiment feststellen?

Sind sie in Panik geraten? Falls ja, konnten sie diese Gefühle zulassen und so lange ertragen, bis sie von selbst aufhörten? Was haben sie gelernt? Was muss noch durch weitere Experimente überprüft werden?

Vielleicht halten sie das erste Experiment, falls es glücklich verlaufen ist, für einen Zufallstreffer und wiederholen es einfach noch einmal, um herauszufinden, ob dasselbe wieder geschieht. Nach diesem zweiten Experiment haben sie vielleicht mehr Selbstvertrauen gewonnen und machen als Nächstes ein etwas riskanteres Experiment. Vielleicht suchen sie sich bewusst einen Actionfilm aus und nehmen sich vor, ihn bis zum Ende anzuschauen (ich denke hier an die üblichen Polizei- oder Cowboyfilme, nicht an wirklich brutale Gewalt).

Nach diesem Experiment haben sie vielleicht den Eindruck, dass sie Panikgefühlen, die zu Hause auftreten, gewachsen sind. Sie sind sich jedoch nicht sicher, ob sie »draußen« genauso gut zurechtkämen. Sie brauchen noch viele »Mini-Experimente« (zum Beispiel, nachmittags fernsehen, abends fernsehen, allein fernsehen, in einer Gruppe fernsehen, verschiedene Arten von Filmen anschauen), um die Resultate der ersten Experimente zu bestätigen. Aber die nächsten wichtigen Experimente sollten »draußen« stattfinden. Vielleicht versuchen sie als nächsten

Schritt, einen Supermarkt aufzusuchen, und später dann, in einem Supermarkt Schlange zu stehen. Noch später versuchen sie dann vielleicht, dasselbe an einem »schlechten« Tag zu tun. Im Laufe der Versuchsreihe wird ihnen wahrscheinlich bewusst, in welchem Ausmaß sie sich bislang vor Panikgefühlen geschützt haben, und wenn alles gut geht, stellen sie nach und nach ihre Bemühungen ein, Panik zu unterdrücken und zu kontrollieren. Meist ist, wie im Fall von Ralph, eine ganze Reihe persönlicher Experimente nötig, bis die Betreffenden sich mit den vielen verschiedenen Aspekten ihrer Ängste auseinandergesetzt haben.

Vier Grundregeln für eine sinnvolle Versuchsreihe

Das Hauptziel der Experimente ist, eine Panikattacke zu bekommen

Wenn Betroffene die Experimente durchgeführt haben, ohne je eine Panikattacke zu erleiden – was haben sie dann daraus gelernt? Sie haben vielleicht etwas Nützliches gelernt – dass Panikattacken nämlich seltener sind, als sie dachten –, und das kann sehr ermutigend sein. Es birgt jedoch eine heimliche Gefahr. Unmerklich und fast automatisch verlieren sie das eigentliche Ziel der Therapie aus den Augen, und wenn sie schließlich doch eine Panikattacke erleiden, wirft sie das vollkommen aus der Bahn und nimmt ihnen jeden Mut. Aber das Einzige, was schief gegangen ist, war, dass in ihren Augen Erfolg gleichbedeutend war mit »keine Angst bekommen«, während der wirkliche Erfolg darin besteht, eine Panikattacke zu bekommen und durchzustehen. Wenn jemand im Laufe seiner Therapie keine einzige

Panikattacke erlebt, dann kann auch in Zukunft alles gut gehen. Die Wahrscheinlichkeit ist jedoch groß, dass der- oder diejenige eines Tages eine Panikattacke oder »Mini-Panikattacke« erleidet und dann nicht damit umgehen kann. Am eigenen Leibe Erfahrungen mit Panik zu machen ist die beste Immunisierung für die Zukunft.

Dem ins Auge zu sehen, was man am meisten fürchtet, wird unangenehm, vielleicht sogar äußerst erschreckend sein

Die Patienten werden sich sehr unwohl fühlen und große Angst haben, und sie werden sehr viel Mut brauchen. Wenn sie ihre üblichen Sicherheitsmaßnahmen aufgeben und dem Ungeheuer Angst ins Auge sehen, geht es ihnen oft zunächst noch schlechter als zuvor; das neue Verhalten zehrt an ihren Kräften, sie sind aufgewühlt und erschöpft. Aber nach dieser anstrengenden Zeit werden sie – wenn sie fähig sind, sich mit ihrer schlimmsten Angst zu konfrontieren – entdecken, dass sich hinter ihrer Angst keine wirkliche Gefahr verbirgt, und dadurch wird sich ihr Zustand allmählich verbessern. Man könnte dieser Erfahrung die Bezeichnung »unangenehm, aber ungefährlich« geben.

Man muss sich für jedes Experiment genügend Zeit lassen

Ein paar Minuten lang fernzusehen oder sich in eine Menschenmenge zu begeben wird den Betroffenen meist nicht viel weiter helfen. Dadurch können sie nicht viel lernen. Sie müssen sich für das Experiment so lange Zeit lassen, bis sie das herausgefunden haben, was sie herausfinden wollten. Ich empfehle immer, für jedes Experiment etwa fünfundvierzig Minuten einzuplanen. Wenn man von vornherein einen bestimmten Zeitraum festlegt, dann kann diese Tatsache allein schon genügen, um ein Gefühl von Festgehaltensein und als Folge davon eine Panikattacke auszulösen. Wenn man sich selbst dagegen die Freiheit einräumt, sich einer unangenehmen Situation jederzeit zu entziehen, dann kann das bewirken, dass es nie zu einer Panikattacke kommt. Daher ist es gut, sich auf eine bestimmte Zeitspanne festzulegen. Es ist erstaunlich, wie etwas Beängstigendes seinen Schrecken verlieren kann, wenn man sich nur lange genug damit konfrontiert. Manchmal kann eine bestimmte Angst ihre Macht verlieren, ohne dass der Betreffende sagen kann, wann genau das geschehen ist. Manche Situationen oder Tätigkeiten, die zuvor stark angstbesetzt waren, werden sogar nach einer Weile schlicht und einfach langweilig.

Betroffene sollten nie versuchen, aus einer Situation zu fliehen, wenn sie starke oder wachsende Angst verspüren – das macht die Sache nur schlimmer. Sie sollten versuchen, eine Situation erst dann zu verlassen, wenn die Angst ihren Höhepunkt überschritten hat oder wenn sie von vornherein nicht sehr stark war.

Das nächste persönliche Experiment auswählen

Nach jedem Experiment sollte der (die) Betroffene sich fragen: »Was muss ich noch tun, um mich selbst davon zu überzeugen, dass Panik ungefährlich ist und keine Bedrohung für mich darstellt?« oder: »Welche Befürchtungen hege ich im tiefsten Innern immer noch?« Die Antworten können als Hinweise und Richtlinien für weitere Experimente benutzt werden.

Meist werden Betroffene ihre persönlichen Experimente zunächst einmal an »guten« Tagen durchführen. Was lernen sie dann? Sie lernen, dass sie an »guten« Tagen zurechtkommen, aber sie fühlen sich immer noch unwohl bei dem Gedanken, bestimmte Dinge an »schlechten« Tagen zu tun. Vielleicht würde an einem solchen Tag, an dem Angst und Depression so nah sind, etwas Schreckliches geschehen? Diese Frage gibt einen wichtigen Hinweis darauf, was das nächste Experiment sein sollte – dasselbe bewusst an einem »schlechten« Tag in Angriff zu nehmen! Wenn die Betreffenden entdecken, dass Panik auch dann ungefährlich ist, dann nimmt das den »schlechten« Tagen viel von ihrer Macht; sie werden auch seltener.

Das Tempo, mit dem die einzelnen Betroffenen ihre Experimente in Angriff nehmen, wird von Mensch zu Mensch variieren – der eine möchte vielleicht wie Terry gleich mit dem schwierigsten beginnen, während andere es bevorzugen, den Schwierigkeitsgrad nur ganz langsam zu steigern. Das sollte jeder so machen, wie es ihm am liebsten ist. Wichtig ist dabei allein, dass die Betreffenden mit jedem Experiment etwas Neues über Panik lernen.

TEIL V
DER NORMALE PANIKPATIENT

17. MÖGLICHKEITEN, SCHWIERIGKEITEN UND GRENZEN

Warum sollte jemand all die Schmerzen und Ängste auf sich nehmen, die diese persönlichen Experimente mit sich bringen? Die Patienten müssen ja gerade das tun, wovor sie am meisten Angst haben, und das kann manchmal sehr quälend sein. Lohnt es sich denn überhaupt?

Wozu das alles?

An dieser Stelle möchte ich die Resultate auflisten, die durch die beschriebene Therapie meist erzielt werden:

- Die Panikattacken treten seltener auf.
- Die Panikattacken sind längst nicht mehr so schwer.
- Selbst wenn es noch gelegentlich zu Panikattacken kommt, empfinden die Betroffenen diese zwar als unangenehm, jedoch nicht mehr als beängstigend.
- Die Betroffenen fühlen sich entspannter; sie brauchen nicht mehr gegen die Panikattacken anzukämpfen.
- Das ausgeklügelte System von Vermeidungsstrategien, Si-

cherheitsmaßnahmen und »Lebensrettern« beginnt sich allmählich aufzulösen.

- Die allgemeine Stimmung der Betroffenen bessert sich; sie werden mutiger und neigen weniger zu Depressionen und Furcht.
- Sie sind nicht länger von Tranquilizern oder Stimmungsaufhellern abhängig.
- Sie kommen wieder besser mit ihrem Leben zurecht und können sich persönlich weiterentwickeln. (Beachten Sie jedoch, dass durch die Heilung des Patienten seine Beziehungen zu anderen Menschen aus dem Gleichgewicht geraten können – andere müssen sich vielleicht erst an seine größere Unabhängigkeit gewöhnen.)
- Die Betroffenen erleben eine innere Befreiung, die sich positiv auf ihre Sozialkontakte, ihr Berufsleben, ihr Sexualleben und ihre Freizeitgestaltung auswirkt.

Und was ist, wenn ich nicht die Kraft habe, solche persönlichen Experimente zu machen?

Das bleibt ganz der Entscheidung des Einzelnen überlassen. Jeder Mensch ist anders, und was für den einen gut ist, muss nicht zwangsläufig auch für den anderen gut sein. Vielen Menschen ist es schon genug, wenn sie theoretisch gut über Panikattacken informiert sind; andere hingegen müssen alle Erfahrungen selbst machen.

Möglicherweise hat ein Patient einfach zu viel Angst, um sich auf irgendein Experiment einzulassen, oder er ist nicht davon überzeugt, dass es notwendig ist. In einem solchen Fall kann es besser sein, darauf zu verzichten. Manche machen einen Versuch und müssen es dann aufgeben – sie sollten auf keinen Fall denken, dass sie versagt hätten.

Oft brauchen Betroffene bei diesen Experimenten viel Unterstützung durch ihnen nahe stehende Bezugspersonen.

Häufig ist die fachkundige Anleitung und Begleitung durch einen Therapeuten erforderlich. In solchen Fällen reicht ein Selbsthilfebuch einfach nicht aus. Was sollten diese Menschen tun? Sie brauchen wahrscheinlich die persönliche Betreuung und sachkundige Hilfe eines in kognitiver Verhaltenstherapie ausgebildeten klinischen Psychologen und eventuell auch eine medikamentöse Behandlung.

Die Betroffenen sollten zunächst den Rat ihres Hausarztes einholen und ihn gegebenenfalls darum bitten, sie an einen Psychotherapeuten zu überweisen (allerdings muss man hierbei häufig mit Wartezeiten rechnen).

Der Therapeut wird dann dem Patienten in einem Erstgespräch Gelegenheit geben, sich ausführlich zu seinem Problem zu äußern. Oft kann er schon zu diesem Zeitpunkt erkennen, warum der Betreffende mit dem in diesem Buch beschriebenen Ansatz keinen Erfolg hat, und eigene Lösungsvorschläge anbieten. Natürlich hat jeder Therapeut seine eigene Methode, und nicht alle arbeiten mit demselben Ansatz wie ich. Es hat aber viele Vorteile, von Mensch zu Mensch reden zu können, zumal wenn der andere mit der Problematik vertraut ist.

Es gibt auch eine Reihe von Selbsthilfegruppen für Angst- und Panikpatienten, die meist von den Betroffenen selbst geleitet werden. Sie sind oft eine große Hilfe, da sie den Einzelnen das Gefühl geben, mit ihren Problemen nicht allein zu sein und Hilfe und Unterstützung zu bekommen.

Der (die) Betroffene selbst kann am besten beurteilen, ob er (sie) die vorgeschlagenen Übungen durchführen möchte oder nicht. Falls nicht, dann ist das auf keinen Fall ein Grund, sich zu schämen oder als Versager zu fühlen. Die persönlichen Umstände können von Mensch zu Mensch sehr stark variieren, und wir sprechen über einen mächtigen Feind – die Angst –, den wir nicht unterschätzen dürfen.

In welchen Fällen sollten keine persönlichen Experimente durchgeführt werden?

Es gibt Fälle, in denen man auf persönliche Experimente verzichten sollte – zum Beispiel dann, wenn der betreffende Patient unter einer ärztlich diagnostizierten Krankheit leidet (etwa einer Herzkrankheit oder Asthma), die sich durch Aufregung oder körperliche Belastung verschlimmert.

Wenn ein Asthmatiker ein persönliches Experiment macht, dann kann das unter Umständen eine kontraproduktive Wirkung haben – statt zu beweisen, dass Panik ungefährlich ist, kann es den Patienten möglicherweise in dem Glauben bestärken, dass Panik gefährlich ist. Grundsätzlich gilt: Wenn Sie im Zweifel sind, dann konsultieren Sie Ihren Hausarzt und richten Sie sich nach seinem Rat.

Wann sollte man damit aufhören, persönliche Experimente durchzuführen?

Die einfache Antwort lautet: Wenn man alles gelernt hat, was man über Panik wissen muss. Es ist nicht nötig, monatelang mit dem Experimentieren fortzufahren.

Als oberste Grenze für eine Versuchsreihe empfehle ich einen Zeitraum von etwa vier Monaten.

Die Experimente sollen kein Selbstzweck sein – sie sind dazu gedacht, dass die Betroffenen mit ihrer Hilfe bestimmte wichtige Tatsachen in Bezug auf Panik lernen. Wenn das geschehen ist, sind keine weiteren Experimente mehr erforderlich. Man kann dann dieses Kapitel getrost abschließen und sich anderen Dingen zuwenden.

Welcher Grad von Heilung ist möglich?

Meine Antwort lautet: Vollständige Heilung ist möglich. Aber was bedeutet »vollständige Heilung«? Es bedeutet nicht, dass der Betreffende in Zukunft nie mehr eine Panikattacke erleben wird. Wenn das das Ziel der Therapie wäre, dann würde das meiner Ansicht nach darauf schließen lassen, dass es da ein Problem gibt – nämlich, dass der Patient immer noch Angst vor Panikattacken hat.

Menschen, die nach meiner Definition völlig geheilt sind, haben keine Angst mehr vor Panikattacken, und wenn sie gelegentlich eine Panikattacke haben, dann wirft sie das nicht um. Sie erleben vielleicht manchmal Panik und Angst, wenn sie über einen längeren Zeitraum hinweg schwierigen, belastenden Situationen ausgesetzt sind. Das ist vollkommen normal; solche Phasen gehen erfahrungsgemäß schnell vorbei, wenn die Betreffenden ihnen keine allzu große Bedeutung beimessen und sie nicht als »Rückfall« interpretieren. Sie sind unangenehm, aber harmlos. Mit der Zeit können sie auch völlig verschwinden.

Was ist, wenn ich alles gemacht habe, was in diesem Buch steht, und es mir immer noch nicht besser geht?

Wenn ein Patient alles sorgfältig befolgt hat, was in diesem Buch steht, und trotzdem keine Besserung feststellen kann, dann sollte er die beschriebenen Übungen nicht länger fortsetzen – es hat keinen Sinn, »mit dem Kopf durch die Wand« zu wollen.

Beachten Sie aber bitte Folgendes:

- Der Patient muss seiner Angst zu sterben, verrückt zu werden oder was auch immer es sein mag, wirklich ins Auge sehen. Wenn er dieser Angst aus dem Weg geht, und sei es auf noch so raffinierte Weise, dann hat er die Übungen nicht korrekt durchgeführt und kann auch keine völlige Heilung erwarten.
- Der Patient muss die Übungen so lange durchführen, bis er wirklich sieht, was geschieht. Es hat keinen Zweck, nur die Zehenspitzen ins Wasser zu tauchen. Wenn jemand sich zum Beispiel nur ein einziges Mal in eine Menschenmenge begibt, dann hat er sich nicht wirklich auf das Übungsprogramm eingelassen.
- Wenn der Patient alle Übungen durchführt, ohne dabei jemals eine Panikattacke zu bekommen, dann lernt er vielleicht, dass die Übungen ungefährlich sind – er lernt jedoch nicht, dass Panikattacken ebenfalls ungefährlich sind. Wenn er in Zukunft irgendwann eine Panikattacke erleidet, dann wird ihn das wahrscheinlich umwerfen. Es geht also darum, sich den Panikattacken zu stellen, nicht den Aktivitäten oder Orten, die Panikattacken auslösen können.
- Wenn die Betroffenen eine Panikattacke auszulösen versuchen – sagen wir, indem sie sich in eine Menschenmenge begeben –, müssen sie so lange in der entsprechenden Situation verharren, dass die Panikattacke sich entwickeln und dann wieder abklingen kann. Fünf Minuten werden meist nicht reichen – man muss eher mit etwa einer Stunde rechnen.
- Man muss Geduld haben; eine »Heilung über Nacht« darf man nicht erwarten. Ich habe gehört, dass man genauso viel Zeit braucht, um über ein Problem hinweg zu kommen, wie das Problem gebraucht hat, um sich zu entwickeln. Ich

weiß nicht, ob das stimmt (wissenschaftlich erwiesen ist es sicherlich nicht), aber der Grundgedanke ist wahr: Die Hoffnung auf eine sofortige Wunderheilung ist eine Falle für den Patienten.

– Die Betroffenen sollten einen eventuellen Rückschlag nicht als Zeichen dafür interpretieren, dass der Ansatz zur Problemlösung in ihrem Fall versagt hat. Rückschläge sind normal. Es wird Rückschläge geben. Wenn Sie einen Rückschlag erlitten haben, bedeutet das nicht, dass Sie gescheitert sind.

Wenn Sie all diese Hinweise beachtet haben und keine Besserung feststellen können, dann ist es Zeit, mit den Experimenten aufzuhören.

18. Das Wichtigste noch einmal in Kurzform

In diesem Kapitel möchte ich die wichtigsten Punkte dieses Buches noch einmal zusammenfassen.

– Bei einer Panikattacke handelt es sich um die normale Angstreaktion des Körpers. Die Angstreaktion ist ein Potenzial, über das jeder Mensch verfügt. Sie wird normalerweise im Fall einer Gefahrensituation ausgelöst und befähigt uns dazu, schnell und angemessen auf die Gefahr zu reagieren. Bei den ersten Panikattacken eines Betroffenen wird die Angstreaktion zufällig ausgelöst.

– Die Betroffenen wissen das jedoch nicht. Sie glauben, dass etwas wirklich Schlimmes mit ihnen geschieht, weil die Angstreaktion von so heftigen Empfindungen begleitet wird.

– Die Angstreaktion wird in der Regel durch Stress, Krisensituationen oder einschneidende Veränderungen im Leben eines Betroffenen verursacht, die innerhalb der letzten neun Monate vor der ersten Panikattacke aufgetreten sind.

– Die Betroffenen erkennen normalerweise nicht, dass ein Zusammenhang zwischen diesen Belastungen und ihren ersten Panikattacken besteht.

– Da die Betroffenen den wirklichen Grund für ihre Panikattacken nicht erkennen, bekommen sie große Angst vor weiteren Attacken und dem, was mit ihnen während dieser Attacken geschehen könnte.

– Diese Angst verändert sie. Sie reagieren überempfindlich

auf alle Gefühle, die irgendwie an Panik erinnern, und beschäftigen sich in ihrem Bemühen, Panikattacken zu verhindern oder schon im Entstehen zu bekämpfen, zu stark mit ihren eigenen Empfindungen.

- Das Bestreben, Panikattacken zu vermeiden, verändert das Leben der Betreffenden und engt es ein. Es kostet sie viel zu viel Zeit und Energie, Vorsichtsmaßnahmen zu ergreifen und Panikgefühlen auszuweichen.
- Die Betroffenen sind im Grunde genommen noch dieselben Menschen wie zuvor, werden jedoch so von ihrer eigenen Angst in Beschlag genommen, dass ihre Persönlichkeit sich zu verändern scheint. Sobald sie jedoch begreifen, was mit ihnen geschieht, und die Angst vor der Angst verlieren, können sie wieder so werden wie zuvor.

Warum Panikpatienten normal sind

Panikpatienten leiden nicht an irgendeiner Geisteskrankheit – sie sind völlig normale Menschen, denn

- die ersten Panikattacken haben einen bestimmten, logischen Grund (Stress, Krisensituationen);
- die Angstreaktion (die mit einer Panikattacke identisch ist) ist ein Potenzial, das allen Menschen gemeinsam ist;
- der Grund, warum Panikattacken während eines langen Zeitraums immer wieder auftreten können, besteht darin, dass die Betroffenen nicht genügend über Panikattacken Bescheid wissen und sich von falschen Glaubenssätzen leiten lassen, die zu Vermeidungsstrategien führen;
- das Ausmaß an Angst, mit dem die Betroffenen auf etwas reagieren, das in den Augen anderer Menschen harmlos ist (z.B. Menschenmengen oder Herzklopfen), ist angesichts

der Tatsache, dass die Betroffenen die Paniksymptome für gefährlich halten, durchaus angebracht. Sie reagieren genauso auf Gefahr, wie ein gesunder Mensch das tun sollte.

Das hauptsächliche Problem ist, dass die Betroffenen irrtümlich glauben, Panik sei gefährlich. Dem ist abzuhelfen durch

– korrekte Information und
– persönliche, korrigierende Erfahrungen.

Wiederherstellung und Wiederaufbau

Sobald die Betroffenen die Angstreaktion zu verstehen beginnen, erscheinen ihnen ihre Panikattacken nicht mehr verwirrend und unlogisch. Plötzlich bekommt alles einen Sinn. Panik bringt viel Leid und Schmerz mit sich; das Leben der Betroffenen dreht sich (fast nur noch) um Panik und Angst. Es ist möglich, das zu überwinden und aus dem beängstigenden Teufelskreis auszubrechen. Man kann lernen, wieder ein normales Leben zu führen und die Aufgaben des Alltags zu bewältigen; allerdings wird dann einiges nach- und aufzuholen sein. Während der Jahre, in denen sich die Betroffenen auf ihre Panikattacken (bzw. deren Vermeidung) konzentriert haben, haben sie oft viel versäumt. Glücklicherweise zieht ihr Problem ihre geistigen Fähigkeiten nicht in Mitleidenschaft – diese überstehen auch die schlimmsten Panikattacken völlig unbeschadet. Konzentrationsfähigkeit, Erinnerungsvermögen, Gelassenheit – nichts von alledem geht verloren, es wird nur zeitweise durch die Angst unterdrückt und kann in vollem Umfang zurückkehren. Wenn Sie selbst ein Panikpatient sind, dann hoffe ich, dass das auch in Ihrem Fall geschieht.

NACHWORT

MEINE PERSÖNLICHEN ERFAHRUNGEN MIT PANIKATTACKEN

Während ich dieses Buch schrieb, geschah etwas Seltsames. Als ich damit anfing, schrieb ich für diejenigen, die unter Panikattacken leiden; ich fühlte mit ihnen und hatte Verständnis für das, was sie durchmachten. Obwohl ich gut über ihr Problem Bescheid wusste, blieb ich innerlich etwas distanziert; ich schrieb das Buch für »sie«, für »die Betroffenen«. Aber mit der Zeit änderte sich das – ich selbst wurde einer von »ihnen«. Zum ersten Mal in meinem Leben erfuhr ich am eigenen Leibe, was es bedeutet, unter Angst- und Panikstörungen zu leiden, und es dauerte neun Monate, bis ich diese Krise überwunden hatte. Ich war mir zunächst nicht sicher, ob ich meine persönlichen Erfahrungen in dieses Buch aufnehmen sollte, aber ich kam zu dem Ergebnis, dass das für andere Menschen, die mit diesem Problem zu kämpfen haben, möglicherweise eine Hilfe sein könnte.

Das Ganze traf mich völlig unerwartet. Im Nachhinein denke ich, dass ich es eigentlich hätte kommen sehen müssen. Von einem klinischen Psychologen würde man doch erwarten, dass er die Warnsignale seines eigenen Körpers erkennt. Aber das war nicht der Fall. Ich merkte zwar, dass ich unter Stress stand, aber ich dachte, das würde schon wieder vorübergehen, und bald würde alles wieder ganz so sein wie immer.

Eine Nacht, die ich lieber vergessen würde

Eines Abends, kurz nachdem ich zu Bett gegangen war, stellte ich fest, dass mein ganzes physiologisches System sozusagen in einen anderen Gang geschaltet hatte. Statt dass die körperlichen Funktionen sich verlangsamt hätten und ich schnell eingeschlafen wäre (wie das sonst der Fall war), schien sich alles beschleunigt zu haben – mein Herz schlug schneller, mein Atem ging heftiger, ich schwitzte stark und fühlte mich sehr angespannt.

Zunächst machte ich mir keine Sorgen und sagte mir einfach: »Entspann dich, das geht schon vorbei.« Aber nach ein paar vergeblichen Versuchen einzuschlafen hatten sich meine körperlichen Funktionen nicht verlangsamt, sondern noch mehr beschleunigt. Das hört sich vielleicht nicht besonders spektakulär oder beängstigend an, aber als es mir nicht gelang, diese Symptome abzuschütteln, begann ich mir doch Sorgen zu machen. Ich weckte meine Frau, um mit ihr zu reden. Ich ging nach unten in die Küche und machte mir heiße Milch. Ich nahm zwei Aspirintabletten – aber ich schwitzte immer noch, sogar immer stärker, und war vollkommen angespannt. Ich konnte nicht mehr richtig atmen, und mein Herz raste.

Ich nehme an, als Psychologe hatte ich den Vorteil, dass ich diese Symptome sofort als Angst identifizierte und nicht als irgendeine körperliche Störung. Dadurch verschwanden sie aber nicht. Ich warf mich ständig im Bett herum und beschloss schließlich, unten im Wohnzimmer zu schlafen. Ich sah ein bisschen fern, weil ich hoffte, mich dadurch abzulenken, und nach einem weiteren Becher heißer Milch versuchte ich noch einmal einzuschlafen. Das war etwa zwei oder drei Stunden, nachdem die Attacke angefangen hatte. Immer noch liefen all meine körperlichen Funktionen auf Hochtouren.

Dann kam die Angst

Etwa zu diesem Zeitpunkt, nachdem all meine Bemühungen, mich wieder zu beruhigen, gescheitert waren, kam die Angst. Wenn ich heute zurückblicke, dann habe ich von dem, was damals geschah, eine recht klares Bild. Aber zum damaligen Zeitpunkt erschien mir alles sehr verworren, und es war mir vor allem sehr, sehr unangenehm. Viele meiner Ängste bezogen sich auf die Zukunft. Sie gehörten zu einer Kategorie, die man als »Was-wäre-wenn-Ängste« bezeichnen könnte:

– Wenn meine Organe in diesem Tempo weiterarbeiten würden, dann könnte ich nie mehr einschlafen. Ich könnte meine Arbeit nicht mehr ordentlich machen. Ich würde meine Stelle verlieren, man würde mir kündigen, und ich könnte nicht mehr für meine Familie sorgen.

– Wenn meine Organe in diesem Tempo weiterarbeiten würden, dann wäre ich mir ständig meines Herzschlags und meiner Atmung bewusst und könnte mich nicht mehr auf das konzentrieren, was man als klinischer Psychologe machen muss – meinen Patienten sorgfältig zuhören, aus dem, was sie sagen, das Wesentliche heraushören, herausarbeiten, womit wir uns in der nächsten Sitzung beschäftigen sollten und so weiter. Ich könnte auch keine Vorlesungen mehr halten und keine Artikel mehr schreiben.

– Wenn ich mir ständig meines Herzschlags und meiner Atmung bewusst wäre, dann könnte ich nie mehr zur Ruhe kommen; mein Leben wäre kaum noch lebenswert.

Ich arbeitete in den nächsten Tagen weiter, auch wenn ich nicht sehr gut auf meine Patienten eingehen konnte – die Angst und die unangenehmen körperlichen Empfindungen, die mir ständig bewusst waren, machten es mir schwer, mich während der

Sitzungen zu konzentrieren. An einem dieser Tage fand in Aberdeen eine Jahresversammlung niedergelassener Psychologen statt, und ich sollte einen kurzen Forschungsbericht vortragen. Ich schwitzte sehr, stöhnte häufig und musste immer wieder nach Luft ringen, versuchte jedoch, das während des Vortrags möglichst zu überspielen. Ich frage mich, ob irgendeiner meiner Kollegen gemerkt hat, wie schlecht es mir ging.

Außerhalb der normal-menschlichen Erfahrungswelt

Ich erinnerte mich nun an etwas, das ich Panikpatienten oft hatte sagen hören – dass sich Außenstehende nicht vorstellen können, wie quälend diese Erfahrung für sie ist. Nun verstand ich, was sie meinten.

Mehrere Wochen lang wurde all mein Denken und Fühlen von der Angst durchdrungen, dass ich nun für immer in diesem Zustand bleiben würde; dann folgte eine längere depressive Phase, in der ich mein Leben als völlig sinnlos empfand. Monatelang schlief ich nur sehr wenig. Ein- oder zweimal kam mir während dieser Zeit der Gedanke, dass diese Erfahrung genau das war, was ich mir unter der Hölle vorstellte. Die »normalen« Ängste, die ich zuvor manchmal verspürt hatte (Prüfungsangst, Angst vor dem Zahnarzt oder davor, einen Vortrag zu halten), waren in keiner Weise mit dem zu vergleichen, was ich nun erlebte. Meine bisherigen Erfahrungen reichten nicht aus, um es zu verstehen und zu verarbeiten. Ich schien eine völlig andere Gefühlswelt betreten zu haben.

Dem Sturm trotzen

Während dieser ersten Woche, als ich so darniederlag, fiel mir ein Gleichnis ein, das Jesus erzählt hat – das Gleichnis von dem weisen Mann, der sein Haus auf den Felsen baute. Als das Unwetter kam, blieb das Haus fest stehen. Obwohl ich mich so elend fühlte und innerlich völlig aus dem Gleichgewicht gekommen war, blieb mein Glaube an Gott fest. Ich konnte weiterhin zu ihm beten (ich betete sogar mehr, als ich das sonst tat) und seine Stimme hören. Ich hielt mich an Gottes Nähe, an seiner Realität fest. Es gab für mich nur die Gegenwart, nur den Moment – ich wusste nicht, ob ich darauf hoffen konnte, jemals geheilt zu werden, jemals wieder fröhlich zu sein. Ich hätte diese Erfahrung nicht besser beschreiben können als mit dem Bild eines Felsens in der Brandung. Etwas sehr Wichtiges, Zentrales in meinem Leben war stabil geblieben, obwohl so vieles zerbrach; diese Tatsache trug später auch wesentlich zu meiner Heilung bei.

Heiße Kartoffeln

Als ich persönlich mit diesem Problem konfrontiert wurde, wusste ich bereits sehr gut über Panikattacken und die sie begleitenden Symptome Bescheid. Ich hatte sie meinen Patienten immer wieder erklärt und viele Stunden damit verbracht, Bücher über sie zu lesen und über sie nachzudenken, während ich an diesem Buch arbeitete. Zu wissen, was geschieht und was man dabei empfindet, und zu wissen, dass diese Symptome keine wirklich ernsthaften gesundheitlichen Folgen wie einen Herzinfarkt oder eine Geisteskrankheit zur Folge haben können, war für mich von ungeheurem Nutzen. Das hat wahrscheinlich von Anfang an zu einer Abschwächung meiner Symptomatik beigetragen. Es bestärkte mich in der Überzeugung, dass das richtige Verständnis dessen, was Panikattacken wirklich sind, sehr wichtig ist.

Das Problem brachte mich dazu, mich mit Bereichen zu beschäftigen, in denen meine Kenntnisse noch zu wünschen übrig ließen; aber nachdem ich meine »Hausaufgaben« gemacht hatte, ging es mir besser. Technisch gesprochen handelte es sich bei dem, was ich erlebte, nicht um voll ausgeprägte Panikattacken, sondern um »leichte Panikattacken« – es traten nur bestimmte Symptome auf, und sie führten nicht zu einem Höhepunkt, wie das bei »klassischen« Panikattacken der Fall ist. Mein Problem ließ sich eher als ständiges, übermäßig intensives Wahrnehmen bestimmter körperlicher Empfindungen beschreiben.

Ich verbrachte sehr viel Zeit damit, mir selbst diese Empfindungen auszureden oder zu versuchen, mich selbst davon zu überzeugen, dass sie ungefährlich seien. Es war für mich ein wichtiger Schritt zur Heilung, als ich mich dazu entschloss, das Bewusstsein der körperlichen Empfindungen und das Nachdenken darüber als »heiße Kartoffeln« zu betrachten, die ich sofort fallen lassen musste, wenn ich sie berührte, statt mich stundenlang mit ihnen zu beschäftigen. Mit der Zeit wurde ich dadurch bedeutend weniger selbstbezogen.

Na und?

Einen Durchbruch erlebte ich eines Sonntags, nachdem meine Frau und ich mit einem gut befreundeten Ehepaar einen Spaziergang gemacht hatten. Während des Spaziergangs hatte ich dem Mann zu erklären versucht, wie sehr ich mich durch dieses Problem beeinträchtigt fühlte und wie oft ich das Gefühl hatte, dass eine Wolke von Bedrückung und Angst mich überschattete.

Am späten Nachmittag, als wir wieder zu Hause waren, kam mir ein Gedanke, der wie eine Erleuchtung für mich war. Der Gedanke ist gar nicht so überraschend, und ich bin sicher, dass er mir schon einige Male zuvor gekommen war, ohne dass er irgendeine besondere Wirkung auf mich gehabt hätte. Aber diesmal machte es wirklich »klick«: »Gut, ich bin mir meines Herzschlags und meiner Atmung bewusst – na und?« Von dem Moment an setzte ich all die Übungen, die ich in diesem Buch beschrieben habe und bei denen es darum geht, der Angst ins Auge zu sehen, selbst in die Tat um. Bis dahin hatte ich möglichst zu vermeiden versucht, dass ich mir bestimmter körperlicher Empfindungen bewusst wurde. Nun versuchte ich, ihre Intensität zu steigern. Beispielsweise sprach ich das Wort »Herzfrequenz« mehrere Male hintereinander laut und deutlich aus. Ich beschäftigte mich bewusst mit den Themen, die ich zuvor gefürchtet und vermieden hatte. Ich dachte darüber nach, wie ich meine Symptome intensivieren könnte, und kam auf den Gedanken, joggen zu gehen. Von da an joggte ich regelmäßig. Ich habe immer noch das dunkle Gefühl, dass mein Freund nach unserem Spaziergang für mich gebetet hat.

Schritt für Schritt weiter voran

Von da an ging es allmählich bergauf. Nach etwa neun Monaten war ich so weit, dass ich während des größten Teils des Tages vergessen hatte, dass es da ein Problem gab. Während meiner Genesungszeit beschäftigte mich immer wieder ein Abschnitt aus einem Artikel von Claire Weekes, über den ich einmal eine Rezension verfasst hatte. Der Artikel hieß The Key to Resisting Relapse in Panic [Wie Panikpatienten mit Rückschlägen umgehen sollten; Anm. d. Übers.] [26] Ihre Worte halfen mir dabei, mit Rückschlägen fertig zu werden, und ermutigten mich dazu, immer wieder die richtige innere Haltung einzunehmen. Der Abschnitt lautete:

Unsere Erinnerung kann immer wieder nervöse Symptome zum Leben erwecken, und das ist ein gefundenes Fressen für eine ängstliche Stimme in uns. Sie sagt: »Es ist alles wieder da, alles ohne Ausnahme, die ganze Bescherung. Da hast du den Salat. Du wirst das nie überwinden, hast du gehört, niemals!« Was für eine Kraft hat doch diese falsche Stimme. Aber wenn Sie gelernt haben, was Panikattacken sind und wie Sie mit ihnen umgehen können, dann wird Ihnen eine andere Stimme zu Hilfe kommen, die sagt: »Das hast du schon einmal erlebt, und du weißt, wie du da herauskommst!« Dann werden Sie nicht schockiert sein und Ihr Gleichgewicht verlieren, sondern wissen, was Sie tun müssen, und es auch tun.

Sind die Probleme verschwunden? Bestimmte körperliche oder seelische Symptome wie Anspannung, Konzentrationsschwierigkeiten oder beschleunigte Herzfrequenz treten immer noch auf, wenn ich überarbeitet bin oder mich in irgendeiner Hinsicht stark belastet fühle. Aber das war meiner Ansicht nach auch zu erwarten. Was verschwunden ist, ist die Angst, die Angst vor diesen Gefühlen. Und das macht einen riesigen Unterschied.

ANMERKUNGEN

1   American Psychiatric Association (1987), Diagnostic and Statistical Manual of Mental Disorders, 3., überarbeitete Auflage, American Psychiatric Association, Washington, D. C.

2   McFadyen, M. (1989), »The Cognitive Invalidation Approach to Panic«, Kapitel 13, in: R. Baker (Hg.), Panic Disorder: Theory, Research and Therapy, John Wiley, Chichester.

3   Kelly, G.A. (1963), A Theory of Personality, Norton, New York.

4   Baker, R. (Hg.) (1989), Panic Disorder: Theory, Research and Therapy, John Wiley, Chichester.

5   Baker, R. (1989), »Personal Accounts of Panic«, Kapitel 5, in: R. Baker (Hg.), Panic Disorder: Theory, Research and Therapy, John Wiley, Chichester.

6   Baker, R. (1990), Research Interview Study on Panic Attacks, Department of Clinical Psychology, Royal Cornhill Hospital, Grampian Health Board, Aberdeen.

7   Baker, R. and McFadyen, M. (1985), »Cognitive Invalidation and the Enigma of Exposure«, in: E. Karas (Hg.), Current Issues in Clinical Psychology, 2, Plenum Press, New York.

8   Baker, R., »Emotional Processing and Panic«, in: Behaviour Research and Therapy Journal.

9   Baker, R., Nunn, J. and Sinclair, J. (1993), A System for Evaluating the Effectiveness of Therapy, Final Report of Clinical Audit Study to the Grampian Health Board, Aberdeen.

10 Vose, R.H. (1981), Agoraphobia, Faber and Faber, London.

11 McKinnon, P. (1983), In Stillness Conquer Fear, Dove Communications, Blackburn, Victoria.

12 Freedman, R. (1989), »Ambulatory Monitoring Findings on Panic«, Kapitel 4, in: R. Baker (Hg.), Panic Disorder: Theory, Research and Therapy, John Wiley, Chichester.

13 Zane, M.D. (1989), »A Contextual Approach to Panic«, Kapitel 8, in: R. Baker (Hg.), Panic Disorder: Theory, Research and Therapy, John Wiley, Chichester.

14 Agras, W.S., Sylvester, D. and Oliveau, D.C. (1969), »The epidemiology of common fears and phobias«, Comprehensive Psychiatry, 10, S. 191–197.

15 Raymond, E. (1946), The Autobiography of David, Victor Gollanz, London.

16 Basoglu, M., Marks, I.M. and Sengun, S. (1992), »A Prospective Study of Anxiety in Agoraphobia with Panic Disorder«, British Journal of Psychiatry, 160, S. 57–64.

17 Kenardy, J., Fried, L., Kraemer, and Barr Taylor, C. (1992), »Psychological Precursors of Panic Attacks«, British Journal of Psychiatry, 160, S. 668–673.

18 Waring, H. (1989), »The Nature of Panic Attack Symptoms«, Kapitel 2, in: R. Baker (Hg.), Panic Disorder: Theory, Research and Therapy, John Wiley, Chichester.

19 Kezdi, P. (1981), You and Your Heart: How to take care of your heart for a long healthy life, Penguin, Harmondsworth.

20 Weekes, C. (1972), Peace from Nervous Suffering, Angus and Robertson, London.

21 Van Den Hout, M., De Jong, P., and Merchelbach, H. (1993), »On the termination of panic attacks«, Behaviour Research and Therapy, 31, S. 117–118.

22 Clark, J.C. and Wardman, W. (1985), Agoraphobia: A Clinical and Personal Account, Pergamon, Sydney.

23 Hibbert, G.A. (1984), »Ideational components of anxiety: their origin and content«, British Journal of Psychiatry, 144, S. 618–624,

24 Mathews, A.M., Gelder, M.G. and Johnston, D.W. (1981), Agoraphobia: Nature and Treatment, Tavistock Publications, London.

25 Spielberger, C.D. (1972), »Anxiety as an Emotional State«, in: C.D. Spielberger (Hg.), Anxiety: Current Trends in Theory and Research, Bd. I, Academic Press, New York.

26 Weekes, C. and Baker, R. (1989), »The Key to Resisting Relapse in Panic«, Kapitel 15, in: R. Baker (Hg.), Panic Disorder: Theory, Research and Therapy, John Wiley, Chichester.